小学館文庫

安楽死を遂げた日本人

宮下洋一

小学館

プロローグ

良き死とは何だろうか。

安楽死（Euthanasia）とは、ギリシア語の「良き死」に由来する言葉である。

それは、肉体の苦しみを避けて旅立つことを意味するのか。

安楽死に臨んだ人々は、実際に良き死を遂げたのか。

この答えを探すため、2015年末から約2年間、安楽死が認められているスイス、オランダ、ベルギー、アメリカを訪ね、患者や家族や医師らに会ってきた。さらに安楽死が認められていないスペインと日本を加えた世界6カ国を、私の心の動き（正確にいえば動揺）とともにルポルタージュしたのが前著『安楽死を遂げるまで』だった。

取材を終えても、結局、正解は見つからなかった。そもそも正しい最期などあるのだろうか。人それぞれが納得した死に方に、他者がとやかく言うものでもないと思った。

ただし、安楽死を容認した国々には、それを認めるまでの歴史があることを知った。国民の長い議論と強い願いの末に制度化されたのだった。どう死ぬかを決めることは、どう生きるかを決めることにもつながる。死の自己決定は、人間の生まれ持っての権利の一つだというのが彼らの主張である。そうした考え自体は、欧米で25年以上生活している私には、理解できた。

一方、日本では安楽死の法制化は難しいとも書いた。なぜならそれを希望する多くの日本人は、知識を欠いていたからだ。彼らの言う安楽死とは、「延命治療の手控えや中止」（日本では尊厳死とも呼ばれる）を指す場合が多く、それは現行の医療制度で実現できるものだった。

それ以前に、日本では死を巡る思考が深まっていないようにも思った。医師から余命を宣告され、初めて死と正面から向き合うのが日本人である。宗教的な規範によって死生観が定められ、家族間でも死を話題にすることを厭《いと》わない欧米とは、土台からして異なっている。

それを否定的な意味で述べたわけではなかった。日本人には、個人の意思で死が実現できる安楽死という選択肢は必要ないと思ったのだ。何事にも個人の意思よりも、家族や友人を含めた集団の理解が尊重されるのが日本である。悲しみや辛ささえ分かち合える国民性は、欧米で暮らす私には、尊いもののように映った。

しかし、出版後、読者の感想や講演などを通して様々な意見に触れるなか、私への疑問の声を何度か見聞きすることになった。

「筆者は欧米暮らしが長いため、日本社会の変化に気づいていない」「現在の日本では個人主義も尊重されるようになった」「死は患者自身が決めるものだという考えが現場にも広がっている」……つまりは、安楽死を制度化する土壌ができつつあるということだった。

そうなのだろうか。私には、これらの声にどう答えていいか分からなかった。前回、日本で取材を重ねたものの、日本人にとっての安楽死を語るには、時間が足りなかったのも事実だ。個人主義と集団主義という枠組みで安楽死を捉えたことで、見えなくなったものがあるかもしれない。

日本の美点ばかりを見てしまっているという指摘もあった。四半世紀にわたり西洋文化にどっぷり浸かった私は、気づかぬうちに祖国への郷愁にかられていたのだろうか。

ならば、現実の日本人にしっかりと向き合って、もう一度安楽死の取材をしたいという思いが高まっていた。そんな矢先、安楽死を求める女性と男性を取材する機会が訪れた。

どちらも一通のメールから、物語は始まった。

安楽死を遂げた日本人　目次

凡例

・本書で「安楽死」と記した場合、「患者本人の自発的意思に基づく要求で、意図的に生命を絶ったり、短縮したりする行為」を指す。

・安楽死は、積極的安楽死（医師が薬物を投与し、患者を死に至らせる行為）、自殺幇助（医師から与えられた致死薬で、患者が自ら命を絶つ行為）などに分けられる。オランダやベルギーで主に行われているのが前者で、スイスで行われているのが後者である。他にも細かな分類があるが、本書の性質上、この二種類を安楽死として紹介している。

・第二章は、小島ミナさんのブログに依拠している。ブログの引用は原文の言葉遣いを極力反映しているが、編集の都合上、一部修正した。そのほか、ブログでは仮名になっている人名を、本人の許諾の上で実名にしている箇所もある。原文は「多系統萎縮症がパートナーになっちゃった」（https://profile.ameba.jp/ameba/mugikate）を参照いただきたい。

・本文中の肩書き、団体名、年齢は、取材時点のものを使用している。文中の敬称は略した。

第一章

我が運命の支配者

1

メールが届いたのは、2018年8月17日のことだった。

当時、私は、スペイン北東部バルセロナで前年に起きた同時多発テロ事件について、一周年を迎えたことを機に取材・執筆していた。事件現場で働く労働者や観光客から話を聞き、テロに屈しない人々の声や、未だ不安に怯《おび》える地元市民の様子を報告した。

執筆を終え、夜には、同国南部セビリアに飛び、サッカーのワールドカップ（W杯）ロシア大会で大ブレークした乾貴士《いぬいたかし》の試合を取材した。スタジアムから日本に速報を送り、ホテルではもう一本の原稿を仕上げていた。この頃は、多岐にわたるテーマをかけ持ちし、長らく取材してきた安楽死とは、一旦、距離を置いていた。人が意図的に死を迎える現場に何度も足を運び、ある種の疲れを感じていたことも事実だ。

また、日本人に焦点を当てた安楽死を取材したかったが、現実問題としてバルセロナにいては動きようがなかった。

次なる社会問題の取材に取りかかろうと、頭を切り替えていた、そんな夜のことだった。

メールに付せられた「安楽死をスイスにて行うつもりです」というタイトルが目に

飛び込んできた。

御書『安楽死を遂げるまで』を私も今年の4月に読ませて頂きました。実は私も難病に罹患していまして、それもかなりタチの悪い《多系統萎縮症》というものです。

話が前後して誠に申し訳ないのですが、自己紹介を兼ねて、私がライフサークル登録用に書いた文書、和文のものを添付しますので読んでいただけますでしょうか。(中略)ライフサークルへのメール文にざっと目を通していただけたなら、私の状況というか、安楽死を望む背景をご理解いただけると思います。

難病と一口で言っても、難易度とでも申しましょうか、それがおのおの違うわけで、私の罹患している多系統萎縮症というのはトップクラスの難易度だと思います。私の前には確固とした苦しみが待ち受けています。寝たきりとなり、摂取から排泄まで人任せで生きていく、いわゆる寝たきり苦。多分何年にもわたるものではないかと……。

安楽死への準備作業、スイスに行くこと自体も困難極まりないのですが、寝たきり苦だけは避けたいと思っています。お金と移動の苦をかけてまで安楽死を望むのですが、スイス苦を取るか、寝たきり苦を取るか、二者択一の選択を自分なりに考えました。

メールを見ても、驚くことはなかった。

私はアドレスをインターネット上に公開している。拙著が出版されてから、しばしば、読者から安楽死にまつわる相談を受けるようになった。

その多くは死が目前に迫った患者というよりも、「自殺願望」を持つ人々といえた。字義通りの「安楽な死」を求める彼らに、拙著は、そのための道標《みちしるべ》のように捉えられてしまったフシがある。直感的に、このメールの差出人である小島ミナという女性もそうした一人だと思った。

私は、安楽死を勧めているわけでも否定しているわけでもなく、数ある最期のあり方の一つとして提示しただけである。欧米社会と日本では、生き方や死に方を巡る価値観が大きく異なる。安楽死というテーマを通して、そうした差異を読者に考えてもらいたかった。

さらにいえば、日本では「死」というものについて公然と語ることは憚《はばか》られる傾向にあるが、自らの死に方を考えることは生き方を考えることに繋がると、建設的なメッセージを発したつもりだった。

取材にあたって、特に協力してもらったのが、メールにもあるスイスの自殺幇助《ほうじょ》団体「ライフサークル」だった。

自殺幇助とは、「医師から与えられた致死薬で、患者自身が命を絶つ行為」を指す。スイスや米国・オーストラリアの一部の州で認められている行為で、安楽死の一つに数えられる。一方、オランダやベルギーなどで主に認められる安楽死は、「医師が致死薬を投与し、患者を死に至らせる行為」で、正確には積極的安楽死とも呼ばれる。

ライフサークルについて、少しだけ説明をしておく。

本部はスイス北西部バーゼルにある。エリカ・プライシック（61）という女性医師が2011年に設立した。スイスにはそれを担う団体がいくつか存在するが、海外からの希望者を受け入れる数少ない団体が、ライフサークルとディグニタスである。プライシックは、もともとディグニタスで働いていたが、独立し、自らの団体を作った。ライフサークルでは、年間約80人の自殺幇助が行われている。17年の実施数は外国人も含めて79人である。

15年末にプライシックのもとを訪ねたことから、私の安楽死取材は始まった。彼女は言うまでもなく、安楽死推進派の医師である。スイス以外でも安楽死が認められるべきだと主張し、その理由を次のように説いた。

「人が自分の生死を決定することは、ヒューマンライツ（人権）です。他の国では、個人が人生の結末を決めることができないこと自体、私には不思議でならない」

当時、私は安楽死の取材経験や十分な知見がなかった。プライシックのこうした考え方に対して、返す言葉がなかった。だからこそ現場を取材させてほしいと願い出た。その上で、彼女の行為をしっかりと見定めたかった。

当初、難色を示していた彼女も最終的には、すべてを見た上で判断しなさい、と言った。世界各国から足を運ぶ患者たちへの自殺幇助現場を取材することを許されたのである。

実際、取材するなかで、プライシックの行為に幾度も危うさを感じたことは事実だ。まだ何年も生きられる難病患者を死に至らしめることへの疑問をプライシックにぶつけ、口論になったことがある。だが、彼女は私の異論を退けず、時に自らの行為が正しくないと思えることもあると、率直に明かした。

「私がこの仕事を続けているからといって、すべての自殺幇助が正しいとは思っていないのよ。時には、罪悪感を持つことだってあるの。そのことは分かってちょうだい」

自殺幇助を行う医師でも罪悪感を持つことがあるなら、安楽死は大きな問題を孕《はら》んでいるのではないか。そうした疑念を抱いたが、私のような外部の人間の言葉にもしっかりと耳を傾ける彼女の度量とフェアな精神には、敬意を払いたいと思った。

小島ミナは拙著からライフサークルの存在を知り、そこで最期を迎えたいと希望している。メールに添付されていたのは、彼女が同団体に登録するにあたって、申請した文書である。以下は日本語だが、これを英訳したものを同団体に送付しようと考えているようだ。

　突然のメール失礼いたします。私は日本の新潟という地方都市に住む小島ミナと申します。年齢50歳　独身　性別女性です。

私は多系統萎縮症（以下MSA）という難病に罹患しています。

今から約3年前に神経内科の医師から告知されました。

私は長らく東京で一人暮らしを送っていましたが、その告知を受けてから慌てて故郷新潟の長姉の所に移り住みました。つまり長姉とその夫の家に。年老いた愛犬がいることで、一人で暮らしていくことを諦めました。

MSAは時間をかけて徐々に全身の機能を無くしていくという病気ですが、2015年11月に愛犬を連れて故郷に帰ったときは、既に呂律《ろれつ》がおかしくなっており、酔っ払いのような歩き方をしていました。

愛犬は昨年の10月に天寿を全《まっと》うしました。愛犬が死に約9か月が経ちます。

現在私は□□病院（筆者註・原文は実名）に入院しています。ここは療養所としての機能も持っています。もう歩くことも出来ず、移動は全て車椅子、話すことも不自由で、あまりにも発語不明瞭なため訊き返されてばかりですし、呼吸量の少なさからか、話すことが肉体的にも辛く、痛みまでも感じます。両腕に強い痛みを感じ、震えのために物をまともに掴むこともできませんし、首はグラグラとし、やはり痛みを伴っています。健康な人と比べて全身に異常が表れています。(中略)段々と出来なくなることが増えていきます。やがては寝たきりとなり、胃瘻《いろう》と人工呼吸器をつけるようになります。つまり思考を司る大脳を除く全ての臓器は機能を失くしていくのです。

摂取と排泄まで一人でできなくなるとは徹底して酷いと思いました。そして、もっとも切なく感じたのは、ゆっくりと時間をかけて機能を失っていくという病気の性質でした。(中略)1年以内に、寝たきりとなっているかもしれないと思うと恐怖すら感じています。私は寝たきりとなり、排泄も人の世話を受けながら、いつも天井を見つめ、唯一正常な大脳を以て、何を考えているのでしょうか……。

私はこの歳で独身なのです。ですから夫もいなければ子供もおりません。幸せを見届けたい相手もいませんし、その姿を見守っていきたいということもありません。

今までの人生、それなりに楽しんできたと思います。思い残すことはありません。

今、命が終わることに悔いはありませんし、抵抗も感じません。命は有限ですから、いつかは終わりの時をむかえます。しかし、機能を殆《ほとん》ど失くし、人工呼吸器で息をし、話す事も出来ず、胃瘻で栄養を身体に送り込み、決まった時間にオムツを取り換えて貰い、そうやって毎日を過ごしたくはないのです。そうまでして、生きる必要性を私自身感じません。

寝たきりになる前に自分の人生を閉じることを願います。

私が私であるうちに安楽死を望みます。

どうか御サークルに私を加入させてください。

そして、私に安楽死を施してください。

切なかった。生きる苦しみを嘆く声が響き、読むこと自体が辛かった。一方で語弊はあるかもしれないが、伝えたい内容がよく分かる整った文章だとも思った。

「多系統萎縮症」という病気を調べてみた。後に詳しく書くが、知覚や運動機能を司る小脳などの変性によって、まず歩行時にふらつきが生じたり、手足がこわばったりする。ほかにも様々な部位で身体機能に異変が訪れる。頻尿や排尿の困難、便秘症、発汗障害、上気道の閉塞などだ。構音障害といって、言葉もうまく発せられなくなる。やがて四肢の自由は奪われ、寝たきり生活を強いられるようになり、人工呼吸器や胃瘻〈腹部の外側から管を通して、胃に直接栄養を届ける方法〉なども必要となってくる。

メールから判断するに既に症状は進み、車椅子生活のようだ。いずれ寝たきりになり、食事の摂取も排泄も人の介助が必要になっていくことを恐れていた。

キーボードを叩くことさえ一苦労だったはずである。当初は、既視感を覚えたメールだったが、添付文書まで読むと、これまで私に届いたどのメールとも違う切実さが伝わってきた。

日本への一時帰国の時期や仕事の予定が決まっていなかったこともあり、すぐに約束はできなかったが、彼女に会いたいと思った。約1カ月後、日本に着いてから、私は彼女に返信した。遅すぎた返信を詫びた上で、〈日本で起きている安楽死希望者の声に迫りたい〉と彼女に取材の意向を伝えた。

当時、私は知り合いの編集者から、週刊誌「女性セブン」の社会問題を扱う人気企画「新・われらの時代に」が安楽死を扱うので協力してほしいと打診されていた。

私は安楽死とは別の新テーマに着手していた時期であり、直接、「女性セブン」に原稿を提供する余裕はなかった。しかし、私が小島と面会する様子を、編集部に取材してもらうことならできると思った。小島にもその旨を伝えた上で、こう付け加えた。

〈私の職業はジャーナリストであって、医師でもカウンセラーでもないため、正直、スイスに行くためのお手伝いはできません。できることといったら、小島さんのような症状をお持ちの方が、どのような苦悩を抱え、なぜスイスに行って安楽死をしたいと思っているのかを、読者や医療関係者に伝えることだと思っています〉
　彼女が私に何を期待しているかも分かっていた。ライフサークルへの仲介だろう。当日、それができないと伝え、がっかりさせるよりも、先に伝えておこうと思ったのだ。正直に言えば、彼女が安楽死をすることはまず不可能だと考えていた。そもそも安楽死を希望する難病患者を、日本の病院がそう簡単に退院させるはずがないのではないか。
　私は、彼女がスイスに旅立つまでを密着取材しようとしたのではない。日本人がどのような逡巡《しゅんじゅん》を重ねながら安楽死を望むに至るのかという経緯に、その時は価値を置いていた。

2

　2018年9月、一時帰国していた私は、週刊誌編集者らとともに同月の20日、新幹線で新潟に降りた。駅前にはたくさんのビルが建ち並び、商店街や歩行者で賑わう風景を予想していたが、新潟の街が思ったよりもこぢんまりしていることが意外だった。

多系統萎縮症の患者とは、どのような姿なのだろう。脳裏に、一昨年に取材したALS（筋萎縮性側索硬化症）患者の姿が浮かんだ。人工呼吸器に繋がれ、まばたきで介護者に伝えてコミュニケーションを取っていた。あの時は、患者の容態を気にするあまり、うまく質問ができなかったという反省がある。

駅からタクシーで病院に到着すると1階の受付で、面会に来たことを告げ、小島の個室の部屋番号を聞いた。難病患者の病床が集まるそのフロアでは、5人ほどの看護師がそれぞれの部屋を巡回していた。患者たちの小さな異変を見逃してはならないという張り詰めた空気を感じる。一室の前に立ち、ノックをして扉を開けると、二人の女性の姿がまず視界に飛び込んできた。

61歳の長姉・恵子と59歳の次姉・貞子だった。部屋に入った瞬間、二人が姉妹であることが分かった。なぜなら、姉妹の背丈、顔の丸み、笑い顔がそっくりだったからだ。見るからに愛嬌があり、親しみやすさを感じた。

扉のほうに近づきながら、恵子が口を開いた。

「宮下さんがいらっしゃったわよ！　わざわざ遠くまでお越しいただいてすみませんでした。ミナちゃん、宮下さんよ！」

取材先で、ここまで歓迎されたことはない。やはり私は何かを期待されているのだろう。なにやら少し気まずかった。

恵子と貞子に挨拶を終えると、ベッド前方のパソコン画面と向き合う、白いセーターを着た患者が目に入った。小島ミナだった。

斜めに起こしたリクライニングベッドに寄りかかり、組み合わせた両手を腹の上にのせていた。姉たちとは違って、感情的な反応もなく、ゆったりと構えて私を見ていた。呼吸器をつけているわけでもなく、真っ白のすべすべな肌で健康な女性にしか見えないというのが、私の率直な第一印象だ。

大きな窓の向こう側には、日本海が一望できた。赤く染まった夕焼け雲が広がっていた。

「わざわざ遠くから来ていただいて、ありがとうございます。あの～、うまく喋れなくてごめんなさいね」

小島は、一般人の半分くらいのスピードで話し、滑舌《かつぜつ》が悪い。

構音障害による会話のため、私には聴きとり難い部分もあったが、内容を理解するには問題がなかった。正確に文字で表すならば、「わっざわっざ、とおっくから、きっていったただいて……」となるが、本書では私が受け止めた言葉で書き進めることにする。

小島の横に、記者二人と私が腰掛けた。黒縁眼鏡の奥にある細い目は、落ち着いていて、ほんのり笑っていた。人に会うことに慣れているのか、こちらに安心感さえ与えるような冷静さが見て取れた。私は、ベッドの前のテーブルにレコーダーを置き、彼女のこれまでの来し方について、ゆっくりと尋ねていくことにした。

新潟出身の小島は、韓国の大学への留学を経て、韓国語を身に付け、主に翻訳と通訳で生計を立てていたという。東京の高輪《たかなわ》や戸越《とごし》で、約30年間、暮らした。幾度もの出会いはあったというが、独身を貫いた。

40代半ばから、急に足がもつれ出した。次第に呂律も回らなくなり、体のだるさを覚えるなど、様々な症状が現れてきたという。ついに病院を訪ねたのが15年秋、48歳になった時だった。神経内科の医師から、精密検査を経て神経性の難病だと告げられた。

「次第に歩くことも話すことも困難になるでしょう」

そう説明された小島は、郷里に帰り、長姉・恵子の家族と生活をともにすることになった。

私の左に座った女性セブン記者が、小島に最初の質問をした。

「宮下さんの本を読んで、どのような感想を持たれましたか」

いきなり、気になる部分に触れた。そもそも拙著を読まなければ、この場で出会う

 こともなかった。本を書くという仕事がもたらす意味をここまで生々しく感じたことはない。そんなことを考えながら、小島の答えに耳を澄ました。

「安楽死が法制化されているオランダやベルギーで取材をされていて、その中で、実際に安楽死で亡くなった人たちのインタビューがあって、それがやっぱり非常に興味深かったですよね。オランダ編にあった〝私が我が運命の支配者　私が我が魂の指揮官〟という言葉。実は、私も同じように考えていたんです」

私がオランダ取材を行っている時、認知症を理由に安楽死を遂げた男性シープ・ピーテルスマの長男から、父が好んだ言葉として教えてもらった。シープの好きな19世紀の英詩人ウィリアム・アーネスト・ヘンリーの格言で、自分の人生は自分がコントロールするという意味である。

重度の認知症に陥ったシープは、明確な意思決定ができなくなる前に逝きたいと願い、25人の家族に囲まれながら致死薬を飲み干して世を去った。オランダやベルギーでは認知症や精神疾患でも望めば安楽死の対象となるのだ。

シープの生き様が、小島には美しく見えたのだろうか。

「宮下さんの本の中では、東洋と西洋の違いについても触れられていましたが、なるほどと思いましたね。死ぬことを自分の運命として操作したい。だから私の死生観は、どちらかというと西洋的じゃないかと思っています」

東洋と西洋の死生観の違いについて、前著では、それを集団主義と個人主義という文脈から説明した。安楽死を希望する日本人に理由を尋ねると、たとえば寝たきりになって他者の迷惑になりたくないからだ、という答えが返ってくる。日本人は死の瞬間まで、他者の目を気にしてしまうのに対し、欧米人は死に方を自らの意思で決めることは人権の一つと考える。小島は後者の考えに惹かれるという。

構音障害ではあるが、洗練された言葉遣いは、それが疑うべくもない正論のように聞こえた。最初から、安楽死の核心に迫ってくる小島を前に、遠回しな表現を避け、こう訊いてみた。

「本当に安楽死をしたいと思っているのですか」

すると小島は、まったく躊躇《ちゅうちょ》することなく、きっぱりと答えた。

「もし今、ここに医師が現れて、この薬を一つ飲めば死ねますよと言われれば、私はすぐにでも飲みます」

彼女に、病院に対する不満はなかった。医師や看護師とも仲良くやっていた。命を巡る危機がすぐそこに迫っているわけではない。部屋にはパソコンがあり、外部との連絡も自由にとれる。二人の姉の温かい視線からは、彼女が十分に労《いたわ》られていることが想像できる。どこに不安を抱いているのだろう。

「それは幸せということであって、楽しいということとは別なんですよ。あなたは幸せですかと聞かれたら、はい、と言いますが、楽しいですかと聞かれたら、それは返答に困りますよね。姉が来てくれれば、幼い頃に戻ったような気持ちになりますが、人とコミュニケーションを取るとか、自分で何かをするとか、（そういうことが難しい今の生活に）楽しさは感じないんです」

ベッドの前で、われわれの会話に集中する恵子と貞子がいる。小島は、普段姉たちに口にできないような言葉を、私たちを通して間接的に伝達しているように思えた。

「幸せであっても楽しくはない」。二つの単語が相反するように並ぶ小島の言葉を、恵子と貞子はどのように解釈しているのか。私が視線を向けると、まずは恵子が口を開いた。

「妹とは三人でいろいろと議論をしてきました。（妹が）どんな姿になっても、一緒にいてほしいという気持ちは変わらないんですけど、本人を目の前にしてみたら、本人にしか分からない苦しみというものがあるんだなって思ったんです」

恵子は時折、感傷的になり、目元を押さえて言葉につまる。長姉である彼女は妹の病気が発覚すると、すぐに家に呼び寄せ、介護を申し出た。恵子の夫も、義妹との同居を歓迎した。だが、小島にとっては、「面倒を見てもらう」ことが申し訳なくてたまらなかったという。

恵子が話を続けた。

「良かれと思ってやることが、彼女にとっては苦痛であって、何かをするとその都度、『ありがとう』とか『ごめんね』とか言われて……。こっちは当たり前なことをしているのに、その言葉をかけられると悲しかったです。でも、それさえも（妹は）いつか言えなくなると考えると、もっと辛くなりました」

寝たきり生活を運命づけられた人間の苦悩は、当事者にしか分からないのではないかと思う。日頃、他人から「親切」や「優しさ」を受けても、病床生活になった途端、患者はそこに偽善を感じ、または重荷に感じるといった話をしばしば聞く。

介護者も病人も、お互いが親愛で結ばれていることは分かっていても、いがみ合ってしまうことが多々ある。小島が長姉の言葉を遮《さえぎ》り、話し出した。

「あの〜、家族は、私が死ぬことに対しては、やっぱり快く思っていないわけで、愛情という意味では生きていてほしいという優しい心を持つ姉なんです。医者に病名を告げられた時、私には二つの覚悟があったんです。一つ目は、寝たきりになるということへの覚悟。二つ目は、ゆっくりと死に向かっていくということへの覚悟。でもどちらかと言えば、寝たきりの覚悟のほうが怖いんですよ。排泄の処理までしていただいて、『ありがとう』も『ごめんね』も言えないんです」

不自由なく生きてきた者が、それができなくなった瞬間、抱くであろう恐怖がそこにある。小島の二つの覚悟を、頭では理解できた。もちろん実感はできない。だが、余生に対する彼女の思考自体は、シンプルに表現されていると思った。

東京時代の仲間は、病に伏した旧友を心配し、見舞いに来ようとした。ところが、よく働き、よく飲み歩き、よく喋った「かつての小島ミナ」の変わりぶりを見られることは、小島自身には耐えられなかった。こうした友人たちの訪問はすべて断ったという。

「お見舞いに来るたびに、私が良くなっていくんじゃなくて、悪くなっていくんですよ。本人は大丈夫だと言っても、私はうまく喋ることもできない。ならば会わないほうがいいって思っちゃうんですね」

この病気の恐ろしいところは、ゆっくりとではあるが、確実に進行する点だろう。現在の医療でも、改善の見込みがないと言われている。

もし私が徐々に機能を失っていく身体を持つならば、見舞いの友人に笑顔を作れるだろうか。「大丈夫」とか「いつか良くなる」と励まされることが、むしろ苦痛なのは理解できる。

少しずつ会話慣れしてきた小島だが、私は彼女の構音障害に、もはや抵抗を感じていなかった。ややスローで声質が乱れるものの、私の耳がこのリズムに心地よささえ感じていた。

淡々と症状や苦悩について話すだけではない。彼女は時折、意表を突いた話題を持ち出す。「情けない話なんですが」と断りを入れながら、おカネにまつわる話を続けた。

「私のような病気にかかると、まずは働くことができない。無収入。でもそれでも生活をしていかなければならない。分かりやすく言えば、私の所持金が100万円だとしますよ。もし余命が1年だと言われれば、この100万円を使う計画が立つんですよ。ところが、私の余命は、ネットでは9年とか10年とか書かれていますが、実際には20年生きている人もいます。そうなると、この100万円を1年で使うのか10年で使うのか、全然分からないですよね」

自分で稼いだ金は自分で使い果たす。それは彼女らしい考え方なのだろう。貯金がいくらかは知らない。というよりも、小島のような性格の持ち主は、私が直接、質問すれば答えるタイプの女性だと思うが、家族を前に、さすがに訊けなかった。

3

30分が過ぎた頃だった。ようやく小島は安楽死という選択肢について、具体的に語り始めた。

「ライフサークルに登録したんです」

2018年8月、この病院に入院して間もない頃、小島はスイスのライフサークルに会員登録したという。

団体の知名度は年々、上がっている。同団体代表のプライシックから入手したデータによると、設立した11年からの推移は、11年に会員数0人（自殺幇助による死者数0人）、12年に56人（同3人）、13年に168人（同35人）、14年に375人（同53人）、15年に632人（同76人）、16年に957人（同83人）、17年に1171人（同79人）、18年に1379人（同80人）と、会員数は増加の一途を辿るが、死者数は15年以降、あまり変化がない。これは、実施数の増加よりも、数を保ったまま安楽死という行為を世界に啓蒙《けいもう》することを重視している代表のプライシックの方針によるところが大きい。

日本人会員は、18年に11人、19年（4月時点）に17人になったという。ただし日本人が、同団体で過去に自殺幇助を受けた例は、一度もない。世界的に最も知名度の高い「ディグニタス」には、15年に1人、16年に2人の計3人の日本人が自殺幇助によって死亡したという統計資料がある。ディグニタスは外部にほとんど情報を公開していないため、その実態はよく分かっていない。ディグニタスの統計は居住国でカウントされるため日本在住の外国人だった可能性もある。

ここで整理しておこう。日本で安楽死は、なぜ許されないのか。

もし医師が患者から、安楽死を要求されたとして、それを実行すれば、刑法１９９条の「殺人罪」の対象となりうる。同法は死刑か無期、もしくは5年以上の懲役といった処罰を規定している。

安楽死の協力者や仲介者も法に問われる可能性がある。人を教唆《きょうさ》、幇助して自殺させたり、嘱託《しょくたく》を受けて殺したりした者は、刑法２０２条（嘱託殺人罪）によって6月以上7年以下の懲役か禁固刑に処されてしまう。自らの力でスイスに渡って安楽死を遂げれば、スイスの国内法が適用されるため、罪に問われない。だから小島はスイス行きを希望する。

彼女は、ライフサークルへの会員登録を済ませたと言った。だが、登録自体は手続きを踏めば誰もができる。この時点ではまだ、団体から患者としての承認さえ行われていない。登録のみであれば、会員数は世界に１３００人以上いるのだ。

実際に自殺幇助が行われるまでには、様々な審査が必要となる。

登録後、「医師の診断書」と「自殺幇助を希望する動機書」を英・仏・独・伊いずれかの言語で送り、これらに基づいて、団体が審査する。

まず重要な点は、患者本人が明瞭な思考能力を持ち合わせているかどうかだ。オランダやベルギーと異なり、認知症や精神疾患を患っている場合、自殺幇助の対象外になる。

その上で次の四条件が問われる。
（1）耐え難い苦痛がある。
（2）回復の見込みがない。
（3）患者が望む治療手段がない。
（4）明確な意思表示ができる。
書類上の審査に通ったら、いよいよ患者はスイスに渡ることになる。現地では別々の医師による二度の面接がある。実際の病状が四条件に当てはまることが確認されたら、患者の旅立ちを妨げるものは何もない。ライフサークルでは、点滴の中に致死薬を入れ、そのストッパーを患者自ら外すことで自殺幇助が行われる。

話を戻そう。安楽死のために会員登録を済ませた彼女の期待は大きかった。しかし、スイスから何の返信もないことに対する不安はあった。笑顔を見せてはいたが、このことを語る小島の言葉には力がなかった。

「やっぱり、そんなに簡単にはいかないのかなぁ」

4

取材開始から1時間が過ぎた。話の内容はあまりにも重かったが、彼女は常に笑っていた。

「私がこうして笑っているのは、泣いて過ごしても笑って過ごしても、私たちの病気というのは、結論が一緒だからですよ。だったら、泣いて周りの人を不快にさせるよりも、笑っていたほうが、周りもハッピーだし自分もハッピーだなって。それだけです」

少なくとも私の前で、彼女は不快な顔を見せなかった。私は、本当に分からなくなった。

——あなたの生きる苦しさの一端は理解できる。でも今のあなたが安楽死するなんて考えられない。その笑顔と知性が私を混乱させてしまう。

小島は、またも笑い声を漏らしながら、酷なことを言った。

「だけど本当に、絶望的な病気ですよねぇ。あはっ、あはっ。将来のことを考えても、これっぽっちも明るい希望がないです、正直に言って……」

彼女はよく笑うが、それは周囲に気を遣わせないための笑いでしかない。

この病気がもたらす絶望を、なんとかして希望に変えられないだろうか。絶望から抜け出るため、彼女は安楽死を望んでいる。しかし、本当にその道は正しいのだろうか。彼女なら、違う道を見つけ出すこともできるのではないかと思っていた。

そして私は内心、こんな考えを抱いていた。

――でも、大丈夫だ。このままスイスに行くことはないだろう。

部屋のパソコンからは、ワーグナーのオペラ「タンホイザー」が流れていた。夕焼け雲も姿を消し、空は暗闇に包まれ、日本海も見えなくなってきた。

「小島さん、なぜ、私に連絡をしてきたのですか」

そう彼女に質問してみた。安楽死を実現するにあたって、世に何を伝えたいのだろうか。

彼女には、すでに明確な答えが用意されていた。

「一つは、安楽死の必要性という意味において、日本社会に一石を投じてほしい。そのペンの力でみんなを啓蒙してもらいたい。二つ目は、個人的なことなのですが、ライフサークルとのパイプ役になってくれないかということ。ただ、宮下さんのお考えは本にも書いてありました通り、別に安楽死の賛成論者ではないんですよね。私は賛成論者であり、それで難病患者であり、そういう人間の意見として代弁していただけたらというのが、私の目標でした。……いや目的かな」

私が返答に窮していると、長姉の恵子が、やや気まずそうに口を挟んだ。

「ごめんなさいね。変な話なんですが、今回、宮下さんに会えば何か情報を得られるのではないかな、という気持ちが実はあったんです」

姉たちは、妹の安楽死への思いを理解しているように思えた。だからこそ、私が姿を現すなり、あのように歓待してくれたのだろう。

小島の意図を、私は分かっていたはずだった。しかし、「スイスに行く」と、直接、言われることに対する抵抗感があるからか、虚しさが胸を刺す。スイスで数多《あまた》の死の現場を見てきたからだろう。

「パイプ役になってくれないか」という小島の願いに対し、私は、たいして価値のない情報を提供した。

「ホームページで会員登録を済ませたら、申請用の書類が送られてくると思うんです」

小島には書類がまだ届いていないようだった。

すると小島が「へ～、だとすると、私のアドレスが間違っているのかしら」と首を傾《かし》げ、「もうスイスにも行けるかどうか分からなくなっちゃった」と苦笑いした。

ため息を漏らす妹の声を聞いた次姉・貞子は、「だったら、直接連絡して、団体に書類を申請するという方法は残っていますよね」と問いかけた。私は何も言わなかった。

姉たちを庇《かば》うかのように、小島はすぐさま言葉を加えた。

「姉たちは、私に生きていてほしいと願う感情よりも、私の苦痛に重点を置いて考えてくれていると思うんですよ」

だが、苦痛を取り除く道として、私が安楽死を勧めるわけにはいかなかった。

5

小島は、周りには話せない危険な考えを持ち合わせているようだった。

突如、自殺という言葉の定義について、語り出した。

「自殺」と「自死」には、大きな違いがあるという。小島は、後者の定義を好んだ。自分で自分を殺すことは嫌いだと主張し、評論家・西部邁《にしべすすむ》の例を出した。

西部は2018年1月、多摩川で入水《じゅすい》自殺を遂げた。現場に西部を運んだ知人男性とテレビ局元社員は、前述の刑法202条によって、自殺幇助の罪に問われていた（知人男性は懲役2年執行猶予3年の判決で確定、テレビ局元社員は18年9月に東京地裁から懲役2

年執行猶予3年を言い渡された)。

「西部邁さんは自裁死という言葉を造語したんですね。最初それはすごくいい言葉だと思ったんです。なぜなら、自分の裁量で死を選ぶ。そう解釈できます。ところが、元々、自裁という言葉はあり、西部さんはそこに死という文字をつけて自裁死としたんですが、自裁という言葉も自殺という意味なんですよ。だとすれば、私は、その言葉も嫌いなんですよ」

死を願いつつも、「自殺した」とは言われたくないのだろう。

海外でもここ最近、「自殺幇助」(Assisted Suicide) という名称を極力避け、「自死幇助」(Assisted Voluntary Death) という用語に切り替えている団体が多い。自ら死を選び、死期を早めるという行為は同じでも、そこに宿る精神によって、名称は異なってくるということだ。もちろん、安楽死に反対する国や宗教団体からの圧力を避けたいという側面もある。たとえばカトリック教会では自殺が禁じられているため、そのワードを使わないことで軋轢《あつれき》を少なくしようというわけだ。

「これは記事にするのは微妙だと思うのですが」と断りを入れ、小島は本音を語り出した。

「安楽死はこのままでは難しそうなので、最近、私が毎日チェックしているのが何かといえば、自殺サイトです。自分でなかなか死ねないから一緒に死にましょうという書き込みがあれば、車代くらいは出すから、道連れにしてほしいというのが、最近の日課です」

それを耳にした貞子が、気まずそうな表情を浮かべ、口を挟んだ。

「でも最近は、いろんな人がいるじゃないですか。危険だから止めなさいって言うんだけど、本人はまだ（ライフサークルから）返事が来ないと、毎日、言っていることもあって……。まあ自殺サイトの話は聞き流してはいるんですけどね」

姉二人を除く家族は小島の考えを理解しているのだろうか。

「ご両親は？」

そう私が尋ねると、貞子が答える。

「他界しています」

小島がベッドで呟く。

「そうですね、うふっ」

私が「三人姉妹ですか」と訊くと、貞子が「家は、いろいろと複雑なんです」と言って言葉を濁した。この時、彼女たちは顔を見合わせ、なぜか具体的な話をしたがらなかった。

恵子から見て、10歳年下の小島は、どのような子供だったのか。「う〜ん、そうですね。本当に……」と、「本当に」と切り出すのが口癖のようだ。

「あんまり人に頼らない、自立心は小さい時から強かったですね」

貞子は、姉のように一拍置かず、思ったことをすぐに口にする傾向がある。8歳下の妹を、彼女はこう見ていた。

「もう何に対しても優秀。勉強家でね。年齢も離れていたせいなのか分からないんだけど、大人の目線で私たちを見て、子供じゃないような意見を言うタイプでしたね。精神年齢が高かったのか、『あの人はこうだよねとか、貞子姉ちゃんこう思っているでしょ』とか、常に人の心を読もうという気持ちがあるんです」

自立心があり、勉強家というのは、安楽死を選ぶタイプの人間に共通することを、取材を通して学んできた。さらにいえば、ある程度の収入があって、子供を持たない人間も安楽死希望者に多い。小島には、どれもがあてはまっているように思えた。

小島のように自分の人生は自分がコントロールすると考える人は、自らの死を他人に委《ゆだ》ねることをしない。彼女は、私を見つめてこう言った。

「わざわざ人の死に方にまでちょっかい出すのはやめろ、というのが私の考え方です」

必ずしも誰もが自分と同じ考えを持つわけではないことも、彼女は自覚していた。小島は、彼女と同じ難病を持つ人々に自らの考えを押しつけたいとは思わない。

「他の多系統（萎縮症）の人の希望を奪わないように、そこだけ配慮をお願いします」

彼女が言いたいことは、彼女が選ぶ死は、あくまでも「個人的な死」であるということだ。インターネットを通して知り合った同病患者たちの中には、生き続けたいと願うケースも多く、いかなる症状であっても、人にはそれぞれ理想の死に方があることを理解していた。

他人に押しつける理想などないという考え方については、私と小島に食い違う部分はない。

小島がこれまで生き続けてきたのは、マルチーズの愛犬トラピコがいたからだった。その愛犬こそが、夫も子供もいない彼女の心の拠《よ》り所であり、生き甲斐だった。トラピコの写真を息子であるかのように見せながら、懐かしさに浸《ひた》っていた。

「私が引き取ったのが、この子が5歳の時。その時、劣悪な環境にいて、ボロ雑巾みたいな子だったんです。栃木の愛護センターにいたこともある。それから私と一緒に住むようになり、私には男っ気が全然なかったんですけど、唯一の男でしたよ。それから約10年間、一緒にいました。この子のシャンプーからカットから、何でもしてあげたんですよ」

愛犬が生き甲斐となり、小島は病気になっても諦めることなく、生活を続けた。ベビーカーにトラピコを乗せて散歩していた当時の写真を見せながら、嬉しそうに微笑んでいた。

「もしワンちゃんがいなかったら、その当時はまだ歩けたので、一人で樹海に行ったと思います。そうすると遺体を処理するという大変な作業もないし、家族には遺書だけ送ろうと。だけど、できなかったのはやっぱりワンちゃんがいたからですね」

小島は、会話の中で何度も男に恵まれなかったと話していた。だが以前の写真を数枚目にすれば、姉たちが「ミナちゃんはモテモテだったんです」と語っていたのも頷ける。

最初のメールには、和服姿の写真も添付されていた。とてもよく似合い、綺麗だった。彼女はおそらく、自分の容姿を見せたかったわけではなく、変わり果てた姿とともに生きる日々を、私に気づいてもらいたかったのではないかと思う。

私がこの病院を訪ねる前に交わしたメールの中で、小島は自らのことをこう綴《つづ》っている。

〈ゲッソリとした顔いろの悪いヨロヨローとした人間を想像しやすいでしょうが、私の場合は、というか同病者の場合、色艶《いろつや》も良くふくよかな人が圧倒的に多く、特に私の場合、故郷に戻ってから20キロも体重が増加しました。この病気は、普通、末期にでもならない限り痩せることはなさそうです〉

東京を突然離れ、故郷に戻った小島だが、都会の知人たちは「行方不明になった変な女」と噂しているだろうと、彼女は言った。そして、こう付け加えた。

「だけど、これが世の中なのかな。大して連絡が来ないんですよね。もっと携帯とかに連絡が来ると思ったら、そうでもない。まあ、それは私の人望を表した面でもあるとは思うんですが、結構、人間関係というのは儚《はかな》いものだなと……」

今度は、ラフマニノフのピアノ曲を聴きながら、彼女は、少し心を落ち着かせた。目の前のパソコン画面に映るユーチューブには、たくさんの曲が集められていた。DAPUMPの「U.S.A.」も登録済みで、体を自由に動かせるのであれば、一昔前に好きだったダンサーでボーカルのISSAのように踊りたいと言った。

この日は、最後に記念撮影をし、また連絡を取り合うことを約束した。初めて会った感触では、小島が安楽死をどこまで真剣に考えているのかを理解することが難しかった。この先、生きる望みを見出すかもしれないとさえ思えた。

あの笑顔とユーモア、そして知性があれば、絶望から抜け出せるのではないか。

だが、その笑顔の裏には、深い苦しみが隠されていたことを私は知ることになる。

実は、彼女がこの病院を入院先に選んだのは、病室でパソコンの使用が許され、かつネット環境が整っているからだった。ひとえに、彼女のブログを更新するためである。取材前、彼女からブログの存在を知らされていた。目を通したかったが、時間的な余裕がなかった。

新潟から東京への新幹線に乗って、はじめてゆっくりと読み進めた。そこには彼女が安楽死という選択肢に辿り着くまでの日々が、何百ページにもわたって描かれていた。

第二章

孤独と歩む

1

ブログのタイトルには「多系統萎縮症がパートナーになっちゃった」とある。初回投稿は2016年8月25日だった。

この先も一人で暮らしていくと思っていた。正確には一人と一匹かな。特段の寂しさなんて感じてなかった。贅沢はできずとも、仕事と犬とたまに会う友人がいれば、それで良かった。

ある日、女性だけで食事会をした。当時の私は40歳ぐらいだったかな。参加者は上が50ぐらいで、全員が魅力的であったけど、全員が独身だった。総勢8人。

ほとんどが結婚願望を抱えた熟女とでも言おうか。談笑に花を咲かせていたが、目の前に座る初対面の年上離婚経験者が日々の寂しさを愚痴《ぐち》りだした。彼女は私に訊いてきた。

「寂しくないの？　将来が不安じゃないの？」

私は満面の笑みで答えた。

「私の人生のパートナーは孤独です。孤独と歩んでいくんですよっ」

するとその女性の顔が明るくなった。頰《ほお》の筋肉が僅かばかりだが上がって、力強い表情に変化したのだ。弱っている彼女にとってはちょっぴり頼もしく映ったかもしれない。

私のような年齢の独身女から聞いたからだ。

あれから何年たっただろうか。そっかー、私の人生のパートナーって実は脊髄小脳変性症だったのかぁ、と知ることになる。これがすさまじく付き合いにくい相手なんだ。


長姉の恵子によれば、小島がこれを始めたきっかけは、ある同病患者がブログで情報発信していることを知り、それを読むなかで影響されていったからだという。

「その方は、病気になった方のために、症状やリハビリの方法など、自分に起きたことをブログに綴っていたんです。その方も病気が進行するにつれて、発信する間隔が遠くなってくるわけですよ。だから、ミナちゃんはその意思を引き継ぐ形で、ブログを開設したと聞いています」

彼女のブログには行政の助けを得る方法や、その利点などについて自らの体験を語る記述が多かった。そのためか、彼女のブログのコメント欄は、同病患者の情報交換の場として機能していた。

当初、ブログの文章にある通り、彼女は自らの病を脊髄小脳変性症と理解していた。後にそれが多系統萎縮症だと判明する。二つの病は、同じく小脳の異変に起因し、もともと病名を同じくしていた。変性する箇所が小脳に加え多岐にわたるということで、多系統萎縮症とされた経緯がある。遺伝性ではないようだが、詳しくは分かっていない。

多系統萎縮症は、どの症状が強く出ているかでタイプがおよそ三つに分けられる。小島はオリーブ橋《きょう》小脳萎縮症というタイプだった。たとえば体のバランスが取れず、歩行時のふらつきなどに悩まされる傾向がある。多系統萎縮症の患者は全国に約1万2000人おり、そのうち7、8割がこの病型とされている（難病情報センター）。

続くブログでは、病院に足を運ぶまでの数々の違和感を綴っている。

足が重い／平坦な道で転倒してしまう／食べ物をよく落とす／包丁の持ち方が知らず知らずにかわっていた／滑舌が悪くなる／パソコンのタイプミスを連発……。

さらに〈少しの量で簡単に酔うようになり、飲みだすとすぐ呂律が回らなくなり、千鳥足《ちどりあし》になる。簡単に酔うことをコスパが良くなったと喜んでいた…アホみたいだ〉と書いている。

2015年9月頃、目眩《めまい》に悩まされた小島は、耳鼻咽喉科に足を運んだ。疑っていたのは、更年期障害だった。聴覚障害のチェックや瞳孔《どうこう》の動きなどを調べたが、異常は認められなかった。一方で、医師から指示された「片足ケンケン」ができなかった。医師は「更年期による症状とは違います。紹介状を書きますから神経内科に行ってみてください」と言った。二日後、総合病院の神経内科を訪ねた。尿検査や血液検査のほか、心電図や脳のCTなどをとり、診察室に呼ばれると異常は脳のCTだけに認められた。

診察室では、小島より少し年下であろう男性医師にこう告げられたという。

「脳に、気になる点があるんですよね。ご家族と一緒にお話ししませんか」

「先生、どんなことでも、私本人に言ってください。まず、自分のことは自分が最初に知りたいです」

悩んだまま声を発しない医師を見て、小島は明るくこう言った。

「余命とか考えなきゃならないんだったら、私が知っとかなきゃだし、今まで何でも一人でやってきましたし、これからも一人で対応できますよ」

「余命を考える必要はないんですが、気持ちの整理は必要だと思います。小脳に萎縮が見られるんですよね」

その後、症状の説明を受けた。思考以外の機能がすべて失われる。胃瘻や人工呼吸器もやがて必要になる。医師は「1リットルの涙」というドラマを見たことがあれば分かるとも言った。さらに、「この病気は進行性ですが、遅行性でもあるので、進み方は非常にゆっくりです」と告げた。

小島は放心状態のまま車に乗って、家に帰ろうとした。駐車場から車を出す時に、バックで壁にぶつけてしまったという。医師からのひと言が頭をよぎった。

「車の運転でバックがすごく苦手になったでしょう、それも特徴です」

事故が病の症状ゆえなのか、それとも精神的に動揺していたからなのかは分からない。幸いにして怪我はなかった。

帰宅後、小島はユーチューブでドラマ「1リットルの涙」を見た。エンディングでは、主人公の沢尻エリカのモデルとなった木藤亜也さんがジャージ姿で四つん這いになっている写真が流れた。その姿があまりにもショックだった。

リビングではスマホの着信音が繰り返し鳴っていた。

誰がかけているのか見なくても分かる。郷里の姉（恵子）からだ。私の目眩をしつこく心配していたのは唯一、この長姉で、「あんたの目眩おかしいよ」とか、「手紙受け取ったけど、あんたの字じゃないみたい」とか、電話で会話したときに、「あんた、昼間っから呑んでいるの？　酔っ払ってるみたいな話し方だわ」とか、私の変化を気に掛けてくれた。

小島は「脳のCTに気になるところがあり、明後日MRIを撮ることになった」と伝えた。恵子は小島の口調から何かを察し、食い下がった。

後に恵子に当時を振りかえってもらった。

「ミナちゃんに怒ったことがあったんです。どうして昼間からお酒飲んでるの、と。ミナちゃんは、何言っているのか分からない様子でした。最初、ごまかしているのかと思っていたんですが。それぐらいに変わっていたんです。ミナちゃんは更年期障害だと思って、体力つけなきゃいけないと考えていたみたいなんですね。1、2時間なんか平気で歩いたり、運動していたそうなんですよ。でも何か変だと思って、私は気になって気になってしょうがなかった」

恵子からの電話に出た小島は、結果は必ず報告するとだけ伝え、会話を終えた。

病名の確定はMRI画像の結果が出るまで先送りされていたが、小島は自らの病にほぼ確信を持っていた。

気に掛かったのは、愛犬トラピコのことだった。もともと知人が飼っていた犬だが、「ボロ雑巾」のように汚れ、やせ細る姿を見かねて、引き取ったのだ。

それから十数年を経て、すでに心臓が弱っていたトラピコは寿命を迎えようとしていた。自分の寿命と愛犬の寿命を比べてみた。確実に進行するが、しかしスピードはゆっくりという、この病の今後はわからない。トラピコをいつまで養えるだろうか。

お姉ちゃんなら、私を受け入れてくれるだろう。結婚もせず、ましてや子供もおらず、頼るところがない私を。私以外はみんな郷里で今も暮らしているのだ。

理想は故郷へ錦を飾るだが、私の場合、故郷へ病身を飾る、だ。

「故郷へ錦を飾る」という記述は、後に聞いた貞子の説明と符合する。貞子によれば、「ミナちゃんは昔から独立心が強く、新潟にいたら花が咲かないと考えていたと思う。でも、故郷を捨てるとかではなくて、将来は新潟にビルを建てて、みんなで住めるようにするから待っていてくれ、とよく口にしていたんですよ」という。

小島ミナにとって、故郷とは特別な意味を持った言葉だった。彼女は、家族との関係について、複雑な感情を吐露している。

私は故郷を離れた。私は家族のしがらみが嫌だった。物心ついたときから、我慢が多かった。それに大変な貧乏だった。気がつけば、周りの大人の顔色ばかり窺い、諍《いさか》いが起きたら、それを必死でとりなそうとしていた。

だから、私は中和剤としての能力には長《た》けている。

でも、それは善意からというよりも、子供心にも家の中の空気が黒く煤《すす》だらけになると、息苦しさを感じていたから、呼吸が楽になりたかったのだろう。

いや、最初は善意からだったかもしれない。でも、そのうち、大人の言動にとてつもなく疲労感を感じるようになり、疲労感を感じさせる大人たちを情けなく思っていた。

それでも、必死で中和剤として奮闘することは続けていた。そのエネルギーを作ってくれたのが、仲の良い姉妹の存在だった。

特に長姉は犠牲的に家族のパイプ役として頑張っていた。私は4人姉妹の3番目である。4人とも個性はバラバラ、顔も似ていない。

だが、仲は良かった。そして、それぞれが、自分なりの方法で家族関係にある煤に折り合いをつけていた。どちらかといえば、割と気の強かった私は、自分の力で生活を営めるようになったら、とにかく出ていこうと決心していた。

小島は幼少期に両親が離婚したため、父親の顔を知らない。

最初のインタビューで三姉妹と思っていたが、ここでは四姉妹と書かれていることに気がついた。私の前では語らなかった事実がブログには綴られていると思った。病院で会った貞子が言ったように、やはり「複雑な家庭」だった。

自らその関係を断ち「何でも自分でやってきた私が、今度は一人で何も出来ない人間となっていく」と述べている。故郷に戻ることは、しがらみと再び向き合うことを意味した。

数日後、小島はMRIの結果を診た医師から説明されたが、病名が変わることはなかった。

小島は、「真綿で首を絞められていくような病気ですよね？　余命宣告より残酷だと思う」と率直に言った。

医師は、残酷という言葉に反応し、一瞬、不快そうな表情をみせた。

「残酷と感じる気持ちはわかりますが、すぐに死ぬことはない病気だということで、ホッとする部分もあるでしょ？　だいたい、日本人女性の平均寿命とは言いませんが、少なくとも、あなたの年齢だったら、余程の事故でもない限り、あと20年は生きられますよ」

医師はさらに「とにかく、すぐには死なないということを喜んでください」と言った。医師は優しい笑顔を作っていて、小島は何かを言い返そうとは思わなかった。

診療室を出て会計を済ませ、調剤薬局に向かった。処方箋を見た調剤員は、顔をピクッとさせた。そこに憐憫《れんびん》の情を見た。人から情けをかけられる病気を患ったことを初めて実感した。

すでに姉の恵子を頼ることは決めていたが、問題はどう伝えるかだ。恵子に連絡をとれば、必然的に他の姉妹に伝わる。ならば、一斉にメールで報告しようと思った。

〈心配かけてごめんね。あのさ、結果から単刀直入に言うね。私、脊髄小脳変性症っていう病気だったの。私の小脳ってさ、萎縮してるらしいんだよ。この病気はさ、身体の機能が時間をかけて無くなるらしいんだ。

でも、思考ははっきり状態を継続、つまり大脳は大丈夫らしい。ユーチューブに「1リットルの涙」っていうドラマがあって、エリカ様が主人公役やったのが出てるよ。あの主人公と同じ病気なんだよね。それを見たら分かり易いかな…〉

すぐに姉妹からは連絡が届いた。長姉だけでなくて次姉も、ともに暮らそうと持ちかけてくれたという。小島は、当初の考え通り、居住スペースが広くとれる恵子の家のほうが適していると考え、電話をした。

「1年だけ、トラちゃんと一緒に居候《いそうろう》させてくれない？」

後の取材で、恵子が当時を思い出した。

「私は、そんなの別に1年でもなんでもいいから、こっちに来なさい、と言ったんですよ。1年間というのは自分の中で、いろんなことを考えたらしいんですね。ワンちゃんは、(獣医から)もう半年か、もっても1年というふうに言われてたらしいんです」

では、1年を過ぎれば、どうするつもりだったのか。

「自分で、命を絶とうと思っていたんじゃないでしょうかね、あの性格だから」

恵子は、姉妹の中で最も包容力があり、優しい。しかし、妹を慮《おもんぱか》るあまり、小島にとっては心配性に映ることもあった。その点、一見、さばさばとしてその実、芯の強い貞子には、もっと直接的に「1年後」の話を告げていたという。貞子が言う。

「貞子姉ちゃん、こういう病気になっちゃったよ〜、みたいな話をされたんですよ。えっ、て言って、それ以上かける言葉もない。大丈夫だよって言うわけにもいかないし。私としてはそうなのーと答えるしかなかった」

小島は続けて、私は寝たきりでおむつを替えてもらうのは耐えられない、そうなる前に死のうと思う、と言ったのだという。

「あの子、貞子姉ちゃんだったらどうする、なんて聞いてきたんですよ……私もそうするかもね、と答えたことを覚えています」

小島の発言も強烈だが、動じずにあっけらかんと答える貞子にも驚いてしまう。彼女たちが命を粗末にしているとは思わない。深刻な話でも、まずは口に出してから考え始めるのがこの二人なのだと思った。問題を顕在化させることで解決を図るタイプと言えようか。

恵子には、夫がいた。小島から見て、二人は仲むつまじく思えた。〈私は長らく独身生活を送ってきたが、（一緒に暮らすことで）家庭的な雰囲気に触れてみたかったんだと思う〉と綴っている。

2015年10月に病名が確定し、11月には新潟への引っ越しが決まった。郷里に帰る前、最後に神経内科医に会いにいった。新潟の病院への紹介状をもらうためだった。

「小島さん、良かったですね。そうですか、お姉さんがそれぞれ一緒に暮らそうと言ってくれたんですか。それは感謝ですね。あなたは、これから、ずっと、感謝し続けるんですよ。感謝することがどんどん増え続けていくんですよ」

小島の心に、複雑な感情が灯《とも》り始めた。ブログでは当時の心境をこう書き留めている。

「余命を考えるよりも、気持ちの整理をしていかなければなりません」
「感謝することがどんどん増え続けますよ」

どちらも、この病気について、A医師が私を前にして言った言葉だが、実に核心を突いているではないか。

気持ちの整理とは、死を間近に控えた人が必要とする作業だと思われがちだが、このA医師はそういうつもりで言ったわけではないと、私は病気に関する説明を受けながら、すぐに理解した。

昨日まで出来てたことが、今日は出来ない…そういうことが、今後、頻繁に起きてくる。そのときに、それを拒絶するのではなく、泣く泣くでも受け入れ、気持ちを整理していかなければ、変化が起きるごとに対応できないのだ。

私は感謝することが嫌いなわけではない。むしろ、人からうざがられる程、感謝してきた。

ありがとうございます、という言葉を全身にまとうようにして生きてきた。だけど、それ以上に、人から感謝されることが好きだった。相手が嬉しそうな顔をしてくれると、私はなんとも言えないカタルシスを感じていた。でもこれからは自分で出来ないことが増え続け、その分、人からしてもらわなくてはいけない。

人に何かしてもらったら当然そこには感謝の気持ちが生まれる。

(人から感謝されることは減っていき、逆に感謝することは増え続けていくんだ

なぁ）

医師は小島の身の置き所が決まったことについて、安心したようだった。

さらに、こう続けた。

「しかし小島さん、せっかちですね。もう郷里に帰ることを決めたんですか。郷里の病院に行くために、それに間に合うよう紹介状を書いてほしいだなんて、本当にせっかちですね」

医師は小島の顔を見ながら苦笑していた。

2

長姉の恵子の住まいは、新潟市内にあった。恵子の夫の事務所兼自宅である。

居住部分にあたる建物の2階、12畳あるフローリングの部屋に小島は引っ越すことになった。55インチの大型テレビと整理ダンス、デスクトップ型のパソコンをおいても、余裕はあった。トラピコもこの部屋でともに寝起きした。姉夫婦は1階で暮らしている。次姉の貞子の家も車で30、40分ほどの距離だった。

小島は朝起きると、必ずトラピコを散歩につれていった。四肢は弱りつつあったため、乳母車にトラピコを乗せて押して歩いた。10分ほど歩いた先に、馴染みのコーヒーショップがある。犬とともに店内には入れないため、外にあるウッドデッキの丸テーブルに座った。

ここでトラピコに、心臓薬を混ぜたエサを与えるのが日課となり、いつしか、このテーブルは小島の指定席になった。

新生活が落ち着いてきた15年11月下旬のことだった。小島の病状を知る知人から、お見舞いの品が届いた。それは霜《しも》降り和牛だった。肉料理が好きだった彼女のことを、この知人は覚えていたのだろう。

すき焼きにはこだわりを持っていた。割り下も自らつくり、料理法も決まっている。まず鍋を十分に熱してから、葱や白菜、セリを入れ、肉とともに焼いては割り下をかける。世話になっている姉夫婦に、せめて美味しい肉料理を味わってほしかった。

準備は万端だった。一日の勤めを終えた義兄がリビングにくるや、「おっ、今夜はミナちゃん特製のすき焼きだね」と嬉しそうに声を掛けた。

恵子も、妹をたてるように、「ミナちゃんのおかげで、高級すき焼きをご馳走になれるわ」と言った。だが、病は、鍋奉行をかってでた小島の自尊心を、無遠慮に傷つけていった。

まず、生卵を受け皿に割って落とした。いや、正確に言うと、生卵を崩した。生卵は私の手の中でまずクシャリと潰れ、それから黄身と白身と割れた殻が混ざった状態でドロリと受け皿に滴《したた》った。失敗した。

私は気まずさを感じたが、すぐに2個目の生卵に手を付けた。卵を右手に持ち、左手に受け皿。カツンと力加減しながら、生卵を左手で押さえている受け皿に上手に当てたつもりが、すごい勢いで当ててしまい、中身が潰れはみ出してしまうほど、強く割ってしまった。

恵子お姉ちゃんは慌てた。

「そっかー、卵割るのって、その加減が意外と難しいもんねー」

私は使い物にならなくなった生卵の処理を頼んだ。

生卵すら割れない自分が惨めだった。気を取り直して、霜降り牛を菜箸で摑もうとした。しかし、肉一枚一枚を剝がせない。野菜も摑むことができなかった。割り下を入れることならできると容器を傾けたが、スムーズに入れられず、割り下がこぼれてしまった。

お姉ちゃんに全てお任せになり、それぞれの受け皿で溶き卵に浸けながら、お肉と野菜を二人は頬張ってくれた。

「いやー、このやり方確かに旨いよ、ミナちゃん。お家で本格的なすき焼きも出来るもんだなー」

義兄さんが言った。

「ああー、凄く美味しい。こんなこと言うとアナタ（義兄のこと）に悪いけど、やっぱりいいお肉は口の中でとろけるわー、ありがとね、ミナちゃん」

恵子お姉ちゃんが義兄と私に気を使いながら、双方の顔をたてようと言ってくれた。

しかし、私は答えることができない。二人の優しい言葉に上手く答えようとするが、言葉が出ない。その代わり、涙がポロポロとこぼれてきた。

涙が止まらなかった。小島は心の中で何度も、止まれ、止まれ、と繰り返したが、勢いは増し、しゃっくりまで出てしまう。涙にむせながら、小島は弱々しく言葉をはいた。

「わたしさ…みんなで…こうやって食事するときさ…雰囲気作りが得意だった…楽しい雰囲気…率先して…笑い声を多くしてたのに…鍋物やれば…鍋奉行をいつも…やっていたのに…ごめん、ごめん、ごめんね…何にもしてあげられないよ…」

涙もろい義兄は私の話の途中から既にもう泣いていた。姉は少し体を私に近づけて、私の一語一句を聞き漏らすまいと耳に手を当てていた。

「ミナちゃん、あんた、何言ってんの。あんたが一番つらいのわかっているから。そんなこと気にしないでよ」

姉の語気は強くなっていた。

「恵子お姉ちゃんの…耳が…よく聞こえなくなったのも…私のせいだ。ごめんね…ごめんね、本当にごめんね」

実は、私も後に恵子と会話する上で、何度も同じ言葉を言い直さなければならないことがあった。彼女は、必ず耳に手を当て、「え?」と言って、私に聞き返していたのだ。恵子は、小島が病を発症してから、ストレス性の難聴を患ってしまったという。

このことに対して、小島は、〈私＝邪魔をする者、ではないか。現に恵子お姉ちゃんのことを難聴にしてしまった。私＝周りを不幸にする者、だ〉と表現している。

泣きじゃくり、謝ってばかりいる小島につられるように、姉の目からも涙が溢れ出た。しゃくりあげながら恵子は言った。

「あたしね、あんたに一つだけやってもらいたいことがある。ううん、やってもらいたいんじゃなくて、変えてもらいたいことがある。あんた、頼むから、いちいち、あたしのやることに、ありがとうって言うのやめてよ。こっちは当たり前でやってんのに、あんたはいつも、ありがとう、ありがとうって。寂しくなるから、言わないで。他人行儀だから言わないでよ！」

私は姉のその言葉を号泣しながらも考えた。そして、こう返すのが精一杯だった。

「だって…そんなこと言ったって…礼儀正しいから…しょうがないんだよ。恵子お姉ちゃんだって…いつも言うじゃない。義兄さんにも…私にも…社員の人達にも…」

リビングに沈黙がおりた。コンロの火は止められ、皿に盛られた肉や野菜はいっこうに減らなかった。

引っ越して一カ月、はじめて心のうちをさらけ出した一日だった。小島はそれまで自らを「役立たず」と考えていた。だから姉夫婦の行為に対し、感謝の念を示してきた。それが恵子に寂しさを与えていることを知った。このくだりは、取材時にも語られていたが、実際に小島の書いた文章として読むと、情景が鮮明に浮かび上がり胸に迫るものがある。

翌日以降も小島は姉に対し、世話をされるたびに感謝を伝えたという。しかし、少し軽く聞こえるように「サンキュー」と言うようにしたと綴っている。

3

引っ越しから約1年になろうとする頃だった。当初、「1年だけ居候する」と伝えていたのは愛犬の寿命を考えてだったが、トラピコの容態は悪化していたものの元気だった。

一方で小島の病は、確実に進行した。それは「ゆっくり」とは言えず、本人でさえ、進行のスピードに驚くことがあった。立ち上がるとグルングルンと目眩がしてふらつく。パソコンも40分以上は連続して打てなくなった。頭がクラクラするのだ。

支えなしで歩くことは難しく、自室とリビングを行き来するための階段も立って上り下りできず、しゃがみながら尺取《しゃく》り虫状態で行うようになった。構音障害はさらに進み、漫画のアラレちゃんのような幼い話し方になってしまう。時に痛みが節々を襲った。太ももだったり、スネだったり、そのつど部位が変わった。雨が降ると、とくに痛みがひどかった。

家から出歩くことは少なくなったが、小島の自室には大きな窓があり、四季を感じ取れた。

冬を越え、春を迎え、夏が過ぎ、そして秋の訪れを感じられるようになった2016年9月末のことだった。東京の友だちの陽子（仮名）から、頼むから本当のことを教えてほしい、いつもミナのことが気に掛かっている——といったメールが届いた。

東京を離れた時点で過去とは訣別したつもりで、多くの友人とは連絡を断った。ただ一人、陽子とは時折、連絡をとっていた。かつてのゴルフ仲間で、年齢は二つほど下だった。既婚者で小さな娘がいた。境遇は違ったが、気遣い上手な陽子とはうまがあった。

時折、届いていた彼女からのメールには娘の成長の経過が綴られていた。彼女が幸せに暮らしていることは純粋に嬉しかった。だが、病のことは伏せていた。

小島の暮らし向きを尋ねてくることもあった。なぜ突然、郷里に戻ったのか、彼女は知りたがった。犬のことや世間の話題について当たり障りなく書き、ごまかした。電話もかかってきたが、取ることはなかった。「ミナは私のことは沢山書いてくれるけど、自分のことは詳細を語らないね」と、言われたこともあった。

小島の異変を明らかに感じ取っていた陽子は、その日、我慢の限界かのように、「本当のことを伝えてほしい」とのメールを送った。夫とともに新潟を訪ねたいとの意向も伝えた。

もう隠しきれず、ついに小島は返信した。

まずは、いつも気遣ってくれてありがとう、娘さんの成長は私も嬉しい、と伝えた。そして、病のこと、度々電話をもらったが、スマホの画面に陽子の名前が表示されるたびに呂律の回らない自分の話し方が恥ずかしく居留守を使っていたこと、現在歩くことも困難で時に四つん這いになって移動しなければならない状態であることを明かした。だけど、心配しないでくれとも告げた。

病気は悔しいが、そう思ってもどうなることでもないから受け入れている。私に会っても今の姿は驚かせる結果になると思う。なにより旦那さんと娘さんとの幸せを築き続けてほしい……。最後に、「驚かせてごめん、お元気で」と結んだ。

陽子からは、すぐに返事が来た。それも1時間のうち3通も立て続けに届いた。それでも間に合わないというかのように、ついには電話が鳴った。

約一年ぶりに聞く陽子の声でした。彼女は開口一番、「ミナ、声が聞きたかったよ」とだけ言ってくれました。

私は、「ごめんね」と答えるのが精一杯でした。私たちはどのくらい話したでしょうか。30分以上にはなると思います。嬉しかったのは、ゆっくり話す自分はまどろっこしい思いをさせてしまうと謝った私に、「そんなことは気にしないで欲しい」と応えてくれ、話すテンポを彼女が普通にしてくれていたことです。優しさだとは判りますが、こちらがインプットには支障が無いと説明しても、私の話すテンポに合わせ、ゆっくり話してくる人が、いかに多いか。

陽子は最初から普通の速さで話してくれました。病気のことを黙っていた私を《水臭い》と彼女は叱責してきましたが、それは私にとって怖いというより喜びを感じさせるものでした。

小島は、陽子の二つの気遣いに、思わず涙してしまったと書く。

「ミナ、スマホを持つのがしんどいんじゃないの？　スマホって重いよね。置きっぱなしでも通話ができるようマイク付きのイヤホンとスタンドを私からプレゼントさせてよ」

その申し出を素直に受け取り、後で発送してもらった。そしてもう一つ。

「今のうちに誰かに何かを伝えたいとかないの？」

もともと小島と陽子に加え、さらに二人と歳の近い女友達、優子（仮名）と早希（仮名）によってアラフォーグループが構成されていた。ゴルフに行くこともあれば、それぞれの家で食事会を催したこともあった。しかし、告知の1年ほど前、ささいなことから喧嘩し、二人とは疎遠になっていた。

小島は声を震わせながら、こう語った。

「ありがとう。実は…優子と早希のことがどうしても気になってて…でも、今の私の話し方じゃ、同情を求めるみたいで連絡できないし、病人相手じゃ…向こうも言いたいこと言えないと思うし…戸惑う…だけだと思うんだよね。だけど、どうしてあんな態度をとって…しまったのかと…本当に済まなくて、済まなくて…謝りたいんだよー、あのときは、ゴメンって、言いたいんだよー」

まるで、小学三年生ぐらいの子が好きなオヤツかなんかを横取りされたみたいに、泣きじゃくりながら言った。それに答える陽子の声も泣いていた。

「うん…うん…そうじゃないかと思ってたんだよ。きっとミナは二人に何か伝えたいだろうって…」

さっそく翌日、二人に伝えたとのメールが陽子からきた。二人は驚き、大変ショックを受けていたという。そして陽子は、ミナからもメールしてほしい、とも言った。小島としても人任せにせず、自分で言葉を伝えたいという思いはあったが、なかなか書き出せなかった。

4日目の朝のことだった。まずは優子から次のようなメールが届いた。

ミナに連絡するのは本当に久しぶりだ。ミナの近況を聞き、言葉を失った。私は相当嫌われていると思っていたから、気軽に連絡できずにいた。ミナほど私に対して優しく、同時に厳しい人はいなかった。

今でもミナが住んでいた近くを通ると、ひょっとして、あの喫茶店にいるんじゃないかと面影を探す。ミナの生活の中の癒しや気休めになれるなら、時々連絡を取り合いたい。また、会いたい、話したい、滑舌なんてどうでもいい……。

明るく、そして時に毒づくことのある優子らしい文面だった。

かつての優子のハスキーな声色が甦《よみがえ》ってきた。こんな話題も盛り込まれていた。

〈私の友人が大病を患い、その話をミナにしたこと覚えてる？　そのときミナが言ったんだよね。《もし優子が大病患って余命宣告されても、そのことを私に伝

えないでほしい。あんたはペラペラみんなに言いそうだけど、聞かされたほうも心が痛むから、やめてね》

それを聞いたとき、ミナって本当に強く、そして、そこまで相手の心情を思いやることが出来る、普通ではない人だとそう思いました。だから、そんなミナが陽子に全て打ち明け、私と早希に謝りたいと、陽子に言付けを頼んだなんて、嘘でしょう、あのミナがそんな、と逆に悲しい気持ちになりました。なんで、そんな弱気になってるの⁉

ミナにはいつまでも気丈でいてほしい。責めているんじゃないよ、わかるよね⁉…ミナを立腹させ、私は二度ともう許してもらえないと思っていたので、再び連絡が取れることはとても嬉しいのよ。でもさ、この状況で謝らないでよ、病気になんか負けてほしくないよ！〉

小島はよく覚えていた。その日の空模様すら覚えていた。それは近所の喫茶店で会話していた時のこと。お互い毒舌を交えながら会話するのが常だったが、「余命宣告されても伝えないでほしい」との言葉に、優子の顔が一瞬こわばったのだ。

まさか、その言葉が自らに降りかかることになるとは小島も思っていなかっただろう。

数日後には、早希からもメールが届いた。そこには、以前のように4人で笑えるようなやり取りができればとても嬉しい、と綴られていた。

4

病院には2ヵ月に一度、通っていた。といっても、この病を治す治療法や薬などない。あくまで定期検診にすぎない。

それは2016年の年の瀬が迫った日で、冬の冷たい雨が降っていた。小島は病院に通うときは、義兄の会社の車に乗せてもらっていた。運転は、小島いわくイケメン社員(「富田さん」)が行うため「イケメン号」と名付けていた。

小島はまともに傘をさせない。玄関から車までの15メートルを雨に濡れながら歩いた。心配した義兄たちが傘をさし、介添えをした。

ようやく車まで辿り着いたが、ワゴンタイプの車は乗り降りするには、ややステップが高い。以前は簡単に乗り込めていたが、その頃にはままならず、右足をステップに置いても、左足がついてこない。前傾姿勢になり勢いをつけたが難しかった。

「駄目だぁ、乗れないよぅ」

義兄が腰をもちあげてくれ、無事に車は出発できた。

出発して間もなく、私はコートに付いた雨の滴《しずく》を手で払いながら、少しおどけた様子で言いました。

「いやー、順調に進行しているようですねー。お陰で朝っぱらから義兄さんにお尻を触られるわ、富田さんに傘をさして貰うわ、自分が女であることを久々に実感しましたわー」

軽口を叩いてみせましたが、内心、大きな不安に私の頭は覆われていました。

(マズいよー、とうとうこの車にも一人で乗り込めなくなっちゃったよー)

イケメン号の中では、私のつまらない冗談に付き合わなければ悪いと思ったのか、「順調とは言いたくないけど…進んじゃいましたね」と苦笑いをしながら富田さんが答えました。

義兄はその横で「そうだなぁ」と、ポツリと呟いていました。

病院の玄関には妹の有紀(仮名)が待っていた。私がブログを読んで初めて知った四姉妹の末の妹だ。有紀は新潟に住んでいるが、恵子、貞子の家とは少し離れており、日常的に接する機会は少ない。

小島は、小さい頃は体が弱く、年の離れた妹のことをまるで娘のように可愛がってきた。歩くのも辛そうな小島を見て、「お姉ちゃん、車椅子にしようか？」と有紀は勧めた。まだ車椅子には乗ったことがなかった小島は、頷いた。近い将来車椅子に乗らなければならないことは分かっていたし、最初の車椅子を有紀に押してもらうことは、特別な意味を持っていた。

実は、有紀が最初に自らの足で歩いた瞬間を見届けたのが小島だった。それは小島が中学2年生の春だった。土曜日のため昼には授業を終え、当時13ヵ月の妹が待つ家に急いだ。その頃、わざわざ少し離れたところからおいで、と手招きし、有紀を歩かせようとしていた。それまでにも何度も試みていたが、有紀はすぐに尻餅《しりもち》をついてしまっていた。しかし、この日は一瞬、神妙な顔をし、ヨロヨロと立ち上がると3歩ほど歩いた。

テレビ企画で「はじめてのおつかい」というものがありますが、この場合は「はじめての一歩」とでもなりましょうか。些細なことだが、有紀ちゃんが私の顔を見つめ、私のところに行こうと初めて歩いたことが嬉しかったのでした。

あれから、三十云年…。今朝の出来事は妹から車椅子を押して貰っているのだから《はじめての一押し》ともなりますかね。

動いていく景色の中、私は、妹の《はじめての一歩》を思い出していました。

この日は、妹の介助のもと、診察を受けた。有紀は年明けから夫の都合で、他県で暮らすことになっていた。その前に、二人で特別な時間を過ごしたことが嬉しかった。

2017年に入り、小島の身体は、着実に悪くなっていった。まず立って歩くのが難しくなり、自宅ではほぼ「四つん這い」で過ごすようになった。2月20日のブログにはこうある。

一人で自室にいるときは、四つん這いで動いていても平気なんです。トラちゃんがジーと見ていて、それが気恥ずかしいときもあるんですが、まぁ、それは何とかクリアーしています。問題は恵子お姉ちゃんが私の部屋で何か作業をしているときに、たまたまトイレに行きたくなって、そうなると立ち上がるための手摺《てす》り代わりの整理ダンスや小型冷蔵庫が置いてある場所まで這って行き、身体をブルブルさせながら、ものすごく時間をかけて、そこで一旦立たなくてはいけないんですね。

手摺りとして使える物のない場所では、要するにたとえゆっくりでも自力では立ち上がれないのです。だから、何かに掴まらなければならないのですが、それが自室の場合ですと、整理ダンスと小型冷蔵庫の置いてある場所しかないんです。

そこまで、何とか四つん這いで移動しなくてはなりません。

四つん這いになって動いているとき、以前美容師の鈴木さん（仮名）がポロッと言ったひと言、「這いずり回っていた」という表現が蘇ってくるのです。鈴木さんはとてもいい人で、天候が悪いとわざわざ車で私のことを迎えに来るような心の温かい人です。

それは判っているのですが、「這いずり回っていた」という、何の気なしに言ったであろう彼の言葉が私に与えた衝撃は今も残っています。

初めて姉の傍で四つん這いで移動したとき、私は姉の顔を見ることが出来ませんでした。

物理的にも、四つん這いになりながら見上げるなんていうことは難しすぎてしないようにしてるというのもありますが…。

四つん這いで移動しているとき私の心も、正直、痛かったです。でも、その光景を見たときの姉の心中も想像に難くないのです。

ここで登場した「鈴木さん」とは、小島のヘアカットを担当する美容師である。文中にある通り、小島が予約を入れた日は自宅まで車で迎えにきてくれるような男性だった。彼は同病を患う知人がいたことで病への理解もあったが、その彼の何気ないひと言が忘れられなかった。

3月末、外出時には電動車椅子と歩行器を利用するようになった。車椅子は快適だったが、それをセットするには人の介助が必要だった。自室の窓からは、隣接する公園の桜が見えたが、どんなに散歩日和であっても外出は難しくなった。

5月初旬には、前回検診時に撮影したMRIの結果を受け、脊髄小脳変性症から多系統萎縮症に病名が変更された。自らの病についてネットや書籍を通じて調べていた小島は、脊髄小脳変性症には本来見られないはずの全身の痛みや重度の構音障害が認められ、各症状の進行も早いことに気づいていた。

MRIによって小脳以外の脳幹が萎縮していることが分かったという。胸、肩、腕の痛みは特にひどかった。この痛みを小島は各細胞が病気に破壊されていることから、「破壊痛」と名付け、筋肉が痛む様は「カニカマが縦にさけた」ようなイメージだとも述べている。

6月に入ると、彼女のブログに影が差すようになってくる。

「自分が罹《かか》った病気について詳しく知ったら、やはり人生について考えた」（6月11・12・13日）というタイトルのブログでは、自らの人生観を披露している。

私は人生をかねてから舞台のように考えていました。
第1幕…与えられた環境下で生きていく幼年期、十代
第2幕…自分で環境を作る青年期・中年期
第3幕…働くことをリタイアした老年期・ゆっくり腰を落としても良し、イケイケモードで張り切るも良し
第2幕は予想外に早く幕が下り、第3幕が早々に上がってしまいました。しかも、まだ老年期に入ってませんし、演者である私は身体が不自由という役どころになりました。本来ならば第2幕をあと15年ほどは演じる予定だったのです。

通訳や翻訳業に携わりながらも、小島は常に子供の教育に興味を抱き続けていた。恵子によれば、特に恵まれない孤児を助けることに関心を抱いていたようで、保育士になるための資格の勉強も始めていたという。第2幕では、そうした職に就こうと思っていたのだろう。

続く文章で、小島は「生命を継続させる」、つまりは「子孫を残す」ことを漠然と人生の目的として考えていたと述べている。30代、40代の頃はそれが叶わなかったことを「後悔しそうだ」と思うようになり、50歳が近づいた頃に難病を告知された。

小島は、難病に冒された自らを受け入れてくれた姉夫婦に感謝しつつ、義兄の会社と建物を共有する現在の住まいでは、社員たちが溌剌《はつらつ》と仕事をする姿や姉夫婦の円満な会話が目と耳に入り、孤独感と虚しさに襲われることもあると告白している。

人には人それぞれの考え方があり、私のような病気には、寧《むし》ろ子育ての労が無かったほうが良いのだとも考えましたが、それにしても人生の目的を子孫繁栄だけとしてしまうのは私にとってわびしすぎます。だけども、子孫を残すこと以外の人生の目的を私は過去に探せなかったし、探さなかった。
もう何かをしたくてもすることができない、身体が資本だっていうのに、その身体が自由に動いてくれない。箸でまともにご飯を食べることすらできないのだ。
意に反して下りてしまった第2幕の内容に何か他の人生の意義・目的について見出さなければ沼から這い出せそうもありません。

小島の枕元には、「安楽死」「自殺」「死後の世界」といった類いの書籍が置かれるようになった。恵子からは、「なぜこんな本を読んでいるの」と尋ねられたこともあったが、知識を深めているだけだと答えた。しかし、小島が悲嘆にくれてばかりいたかというとそうではない。同じ多系統萎縮症を患う患者のブログを読み、人生の目的は生物学的には「遺伝子を残すこと」だが、哲学的には「幸福を感じること」だという意見にふれ、深く納得したとも綴っている。

　この幸せの希求というのは、イコール幸せを求めることなんですが、これはぶっちゃけとても範囲が広くて、どんな人々でも、たいがい当てはまります。例えば、短絡的、刹那《せつな》的な幸せを求め続け、結果としては虚しさを味わったとしても、或いは結婚はしたものの配偶者と性格が合わず我慢の連続だったしても、どのときも《今より良かれ》という状況を想定した訳ですから、それは即ち幸せを求めたことになるんです。

　今までの人生は、まさに幸せを求め続けたものだったと、小島は思うようになれた。同病患者のブログ記事を読んでからは、連日、襲われていた不安からくる息苦しさなどの発作も、ひと月に2回ほどになったという。

　6月26日のブログでは、当時、逝去したフリーアナウンサー・小林麻央の訃報に触れ、彼女が残した「病気が私の人生を代表する出来事ではない」という主張に同意している。

　8月には、排泄のたびに部屋を出入りするのが困難になり、部屋の中にポータブルトイレを設置した。病のために便秘がひどく、急な便意に対応できなくなったという事情もあった。

トイレに間に合わず恵子の手を借りて、排泄の後始末をした出来事を綴った上で、〈自分の弱さを人前にさらけ出すなんて、そんなことをする勇気もないし、下の世話を受けることになれていくことにも自信が無い〉と述べている。

5

小島が郷里新潟に身を寄せるようになった理由でもあり、小島の生きる希望でもあったのが愛犬トラピコの存在だった。

2017年10月17日、トラピコはこの世を去った。もともと心臓を悪くしていた愛犬は、その頃には食欲もなくし、急激に痩せていった。前日夕方頃から悶《もだ》え始め、周期的な発作に体を震わせた。翌日の朝になると、トラピコが再び元気な姿を見せるのは難しいと悟った。

私は姉に動物病院の先生に電話をしてほしいと頼みました。

《安楽死を施すために往診に来て欲しい》

姉はキョトンとした顔をし、私を見つめ返してきました。

「…安楽死も往診もやってないことは承知だけど…ダメ元でね。これ以上苦しんではトラちゃん可哀想過ぎるから…」

姉は黙って頷きました。本当は電話も自分でかけたかったのですが、私はまともに話すことが全く出来なくなっています。やっと話してもつっけんどんにしか話せないのです。こんな話し方で頼みごとをしては効果がないと思えたのでした。ほどなくして、姉が階下から再び部屋に来てくれ、動物病院の先生が来てくれることになったと少し嬉しそうに私に告げてきました。

結局、獣医が来る前に、トラピコは息を引き取った。小島と恵子は、声をあげて泣いた。

トラピコと過ごした15年間、様々な試練があったが、それでもトラピコがいたから耐えることもできた。小島は愛犬との関係を「母子家庭」と称することもあった。「子」を世話するため、それまで家を離れることは避けていた。それが本格的な検査入院を控えてきた理由だった。トラピコの死は、病との闘いが新たなステージに入ったことを意味した。

17年11月、小島は地元の大学病院に入院する。それは治療を目指す入院とはちがう。目的は、多系統萎縮症の確定診断をするため、そして研究データを収集するためだった。

脳だけではなく、食道や胃など全身をくまなく検査した。口に入れた食べ物をしっかりと飲み込めているか、栄養摂取ができているかなどを診るためだった。また、理学、言語、作業といった分野での本格的なリハビリを学んだ。

11月11日には彼女の心境が垣間見られるブログが投稿されている。


今日は昨日とうってかわって天候が悪いです。青空のほうが好きかと言えば、今の私は違うのです。以前は確かに青空のほうが好きでしたが、今はそうでもありません。トラちゃんと車イス散歩を日課にしているときは、まだ青空のほうが好きでした。

もう天気なんてどうでもいい。


病院には小さな書店が入っていた。20冊近く、そこで本を購入した。その中には、昨今、日本で安楽死の是非が議論される要因の一つにもなった橋田壽賀子の『安楽死で死なせて下さい』（文春新書）もあった。その読後感も述べているが、次章に譲る。

2週間の入院が終わる時、主治医から検査結果の報告があり、多系統萎縮症と確定した。また、小島が希望していた献体や臓器提供は難しいとも告げられた。一方で、今後の研究のために病理解剖なら可能だと言われた。

小島は〈私は献体もできない、臓器提供もできない身体なのかぁと何だか情けない気持ちになりましたが、殆ど解明されていない多系統という病気について研究材料になるのであれば、是非使って欲しいと考え、病理解剖を承諾しました〉と綴っている。

もう一つ医師から、小島に突きつけられたことがある。

「小島さんは入院もしくは施設入所をご希望されていますが、今の状態ではどちらも入ることは難しいです。小島さんより重症な高齢者の方が実際多いですし、日本の医療の現状として、申し込みをして待機している人よりも先に入るということは不可能です」

家族という理由で、恵子にいつまでも介護してもらうことに遣《や》り切れなさを感じていたが、今後も在宅で闘病生活を送るしか道は残されていなかった。

2週間、病院で生活していただけなのに、恵子宅の自室に戻ると体力の衰えを感じた。日々、症状が悪化していることを実感せざるを得なかった。

愛犬のことを気にせず暮らせるようになった小島はその後、自宅へのリハビリ派遣やホームヘルパーなどの行政支援も、積極的に利用することになっていく。デイサービスを利用し、入浴などのサービスも受けるようになった。他の利用者は高齢者が多く、彼らに交じると年齢の若さが際立った。

11月に綴ったブログに「いきなり噴火して、周りはあんぐり！」というタイトルがあった。生命保険の入院特約などを確認するため、担当者に家に来てもらった時のことが記されている。自己紹介後に傍らの姉を紹介しながら、思わず、言ってしまった。

「姉は優しさ日本一なんですが、鈍感日本一でもあるんです」

恵子は横で、びっくりした表情を見せていた。小島もなぜ口を開いたのかは分からなかったが、姉への罵詈雑言を止められなくなってしまった。

「恵子お姉ちゃんは優しいよー。だから、私のオムツがウンコだらけでもオシッコだらけでも笑顔で交換してくれるはずだよー。判ってんだよー、そんなこと判っているけど、それをさせたくないんだよー。私はウンコもオシッコも一人ではできなくなっちゃったんだよー」

「恵子お姉ちゃんは私がトイレでホワイトアウト起こして何度気を失ったか、何度転倒したかわからないだろう？　ポータ（著者註・ポータブルトイレ）が置いてあるからそれでもう大丈夫じゃないんだよー。ポータまで辿り着くのも大変で、ズボンもオムツも上げ下げするのに死に物狂いで。そんなこと、知らないじゃないかー」

「トラちゃん死んじゃってからのある日、この部屋に入ってきて直ぐに『あー、あたしもトラちゃんから癒されていたんだなぁって、つくづく感じるわ』なんて聞いたらさっ。…そうだよね、今はこの部屋来ても病気のおばさんがいるだけだもんね」

泣きじゃくりながら、小島は訴えた。生命保険の担当者は呆気《あっけ》にとられていた。さらに続けた。

「私が恵子お姉ちゃんの立場だったら、黙っていてもトイレに呼び鈴を準備するよー。なんで恵子お姉ちゃんはそんなに鈍感なんだよー」

恵子は戸惑いつつ小島に謝り、生命保険の担当者にも、ひたすら頭を下げた。恵子は忘れっぽいことやトイレのことを詫び、弁明した。だが、小島がそのすべてに抗弁すると、恵子は黙ってしまった。もう何を言っても無駄だと判断したのだ。

恵子が口を閉じる前、小さな声でこう言ったのを小島はしっかりと聞いた。

「あたしは抜けてるところも沢山あって情けないんだけどさ、出過ぎた真似をして、あんたのプライド傷つけるんじゃないか、それも凄く気にしていたんだよね……」

小島は頭の回転が速くて人の感情をくみとることに長《た》けている。一方の恵子は、気は利かないかもしれないが、なにもかもを受け止める優しい女性だ。その二人の個性が、こういった形でぶつかってしまうのは、不幸なことだった。小島は、他者を理解するのは得意だが、他者に理解されるのには慣れていなかったとも言える。

〈何も他人の前で爆発しなくとも、都度こうしてほしい、ああしてほしいと頼めばよかった〉。しかし、恵子が〈悲しみそうで言えなかった〉という。

その後、恵子の介護のやり方が、まるで変わったとも綴られている。何をするにも、小島ができないことを前提に進めるようになった。小島も素直に要求するようになった。

12月の暮れも押し迫ったある日。この年、最後の検診を受けに病院に通った。昨年は妹の有紀に付き添ってもらった。初めて車椅子に乗ったのがちょうど1年前だったが、もう車椅子なくしては移動することができなかった。この年は恵子と貞子とともに病院に向かった。

病院の車椅子はヘッドレストも付いてませんから、私の首は体力不足でグラグラが酷くなってきました。何処かに首をもたれかからせたいと思い、壁に頭を…しかし、車椅子の出っ張り・壁に付いている手摺、それぞれの出っ張りが邪魔をし、頭をもたれかからせることができません。頭が壁に届かないのです。

困っていたら恵子姉が気付き、私たち姉妹のそれぞれのバッグを集めて、出っ張った手摺の上に積み上げました。バッグがクッション代わりとなり、やっと私の頭はもたれかかることができたのですが…。

気が付くと、三つのバッグは落ちそうになっていて、私は肩と頭を使ってバッグを必死に押さえているではないですか…。バッグがクッション代わりとなり私の頭を支えているのではなく、私がバッグを支えています。しかも、三つも…。

「あのさー、小学生の下校姿でさー、ジャンケンで負けた子なんかが、みんなの鞄を持つってのがあるけどさー」

貞子姉が「あー、判る判る」と相槌《あいづち》を打ちます。

「今の私はそれにしか見えないと思うんだよねー。お姉ちゃん達は、車椅子に乗ってる人を虐待する酷いおばさんに見えるんじゃないかね？」

私はたどたどしくもそう言ってゲラゲラ笑っていたら、恵子姉と貞子姉もゲラゲラ笑い、慌てた様子で急いでバッグを元に戻しました。

それから恵子姉は自分の手を私の後ろ頭に当てて、

「ここにもたれかかってみて」

と言いました。いくら何でも人の手に頭をもたれかからせるなんて、図々しい私でも流石《さすが》にそんなことはできません。「いいよー」「いいから」の押し問答をしているうちに、私の名が呼ばれ、診察の順番が来ました。

どんな環境の中にいても可笑しいことを面白がるってのが我が家の家風なのかな…。たかが病院に受診に行くだけの事ですが、私たち姉妹にとっては、これがちょっとしたイベントになっています。何の進歩もない、行くたびにガッカリするだけの受診ですが、姉達と一緒に笑いながら過ごすこのひとときがかなり気に入ってます。


年明けから記事が減っていった。身体の機能低下は、小島にブログ投稿という日常の嗜《たしな》みすら困難にしていったようだ。


【2月17日「能面」】

あれ、なんか変だな…というのは最近よく感じていました。それが入浴介助の佐藤さん（仮名）に色々と介助を受けている時、疑いから確信に変わりました。

恥を忍んで書きますが、穿《は》いているものも全て佐藤さんに任せて脱がせてもらっています。自分ではできませんから…。そんなとき、必ず佐藤さんに、

「こんなことまでお願いして、すみません」

という謝りの言葉が、ごく自然に出てしまうのでしたが、この前は「こんなこ」まで言うと、その後は息がもたず、発声が出来なくなってしまいました。ですから、必然と「すみません」という言葉は発せられなくなるのです。一番肝心な言葉が…。

もっともっと言葉を短くしなくてはいけないんだ。すみませんという言葉が核であるなら、そのひと言だけにするしかないんだ。そう思いました。（中略）言葉がとても発しにくい。

発しにくさが加速度的に進んでいることは自覚していましたが、いよいよ表情も作れなくなってしまったようです。すみませんというときの気持ち。ありがとうと感謝するときの気持ち。それぞれあると思いますが、私はどちらの言葉を発しても、顔の表情は全く同じで、目の前に鏡があれば、自分の顔を見て、「まるで能面のようだ」と不快感を感じたことでしょう。

個人的に表情の豊かな人って好きです。特に笑顔の素敵な人って大好きです。その温かみと生命感溢れた笑顔に接するだけで、何とも言えない安心感のような温もりを感じて、理屈ではなくある種の包容感を感じます。

私はもう逆立ちをしても、相手に包容感を与えるような笑みをすることは出来なくなりました。能面のような私の顔…

決して好きではないけれど、こんな表情をしていても、そこには悦びとか哀しみが、都度、込められているのです。

「能面」を書いたのと同じ2月17日には、「小休止前のご挨拶」と題して、しばらくブログを休止することを告げている。パソコンの入力が負担になり、「時間を消化するというよりも、自分が消化されているような」気持ちになってきたからだという。

小休止前の最後のブログ更新は3月8日にあった。

その後は、脊髄小脳変性症と多系統萎縮症の患者を対象とした神経難病情報交流サイトが立ち上がったことを報告するブログが3月25日にアップされたほかは、ブログ更新は行われず、再開は5月14日まで待たなければならない。

小島はこの間、何度も死線をさまよっていた。自殺未遂を4度繰り返したのだ。

6

実は、小島との初対面の時に、私は自殺騒動のことを聞いていた。何度か首つりを試みたことがあると平然と語っていた。小島とのインタビューは病院で行ったが、在宅看護から病院生活を送るようになったきっかけも自殺未遂だったという。

誤解を恐れずに言えば、そこまで重大事とは捉えていなかった。それまでも自殺を試みる難病患者の事例を、私は何度か取材したことがあった。

人が死を決意するのはただ事ではない。それでも「未遂」に終わっている限り、どこかしら生への執着を残しているのではないか、と想像していた。

しかし、こうしてブログを読み進め、彼女の内面を深く知る過程で、そうではなかっただろうと考え直しつつある。以下は、ブログには書かれていない出来事だが、その後の恵子、貞子へのインタビューをもとに再現している。

それは2018年3月末の、ある日の昼間のことだった。

恵子が2階の小島の部屋の掃除をしていると、布団の下から長いスカーフを見つけた。それも幾重《いくえ》にもスカーフが縄状に編み込まれ、強度を増した異様なものだった。

恵子は不吉なものを感じ、小島に問いただしたが「なんでもない」の一点張りだった。恵子はここで取り乱すと小島の精神状態にもよくないと考え、スカーフを持って1階に降りた。すぐに貞子に電話し心配だと伝えた。

その電話を受け、貞子は妹の考えを察した。恵子の家まで車を走らせ、三人で話し合いをしようと持ちかけた。昼間の1時か2時のことだった。

小島は、当初は平静を装っていたが、すぐに本心を明かした。

「今しかないんだよ。今しかできないんだよ。もう私には力がないんだよ。恵子姉ちゃんと貞子姉ちゃんに頼むわけじゃないでしょ、自分でやるから、自分でやるから……」

小島は泣きながら、姉たちに何度も「自分でやるから」と訴えた。

恵子はどう返していいか分からなかった。そんな恵子を見て、貞子は「スカーフを返してあげなよ」と言った。妹に死んでほしいと考えていたわけではない。もちろんその逆だ。貞子は後に「いくら隠しても本人が事を運ぼうと思えばやれる。ミナちゃんの考えを変えない限り止めてもしょうがない、と思ったんです」と真意を明かした。

泣きじゃくる小島に対し、貞子はこう続けた。

「でも、あんた自殺しようとして、死ねなかったらどうするの？　あんた今力もないし、死ねなかったらもっと辛いことになるよ、あとに残された私たちはどうするの？」

小島は、「だって他に方法がないんだよ」と返した。

その際に、初めて姉妹間で安楽死という話題が持ち上がったという。貞子は、すでにインターネットでいくつかの情報を調べていた。「安楽死という方法もあるわよ」と伝えた。自殺を諦めさせるための一つの代替案を提示したつもりだった。

小島も安楽死について調べたことがあったようで、「日本人はできないんだよ」と訴えた。それを聞き、貞子は「分かった、私も調べてみるから、それまで自殺なんて駄目だよ」と約束をさせた。

小島はそこで落ち着いた様子を見せた。恵子と貞子は、「もうしないでね」と言い、小島も「分かった」と応じた。話し合いは終わったはずだった。

その晩、小島は強度を高めたストッキングで首をつった。

窓を開閉するための突起物にヒモをかけ、自殺に及んでいた。小島は脚力がなく、立てない。這って壁を伝いながら、やっと届いたのがその窓だった。

恵子は、1階にいながらも2階の物音に気を配っていた。今頃、小島が何をしているかと思うと気が気でなかった。案の定、大きな音がし、すぐに階段を駆け上がった。そこには首にストッキングを巻き付け、顔を真っ赤にした小島がいた。

ストッキングの弾力性のために、足が地面に着いてしまっていた。恵子によれば、「ストッキングをほどいて、お互いに抱き合いながら、泣き続けた」という。

二人の問答が続いた。

「あんた約束したでしょ！　安楽死のこと調べると言ったんだから待ってくれよ」

「恵子姉ちゃん、私には今しかないんだよ、私のことを思うなら見て見ぬふりをしてよ」

「そんなことできるわけないでしょ」

小島は次第に落ち着いた。「分かったよ、お姉ちゃん、自分でできないことがよく

「分かったから」と力なく言った。

　だが、意志の強い妹のことだ、一度決めたら必ずやり遂げるまで繰り返すに違いない、と恵子は思っていた。その疑いは、次の日、現実のものとなった。

　今度は日中のことだった。恵子は常に妹のことを案じ、目を離さないようにしていたが、買い物の用事ができ、数十分、家を離れた。出発前に小島と話し、「あんた約束したからね」と念を押し、それに対して小島も「もうそんな力残ってないよ」と言った。

　しかし、急ぎ足で帰り、階段から小島の部屋のほうに視線を向けると、ドアの外側にスカーフの結び目のようなものが挟まっているのが見えた。今度はスカーフの先を玉のように結び、小島は座ったまま投げ縄の要領でドアの上部に引っかけたようだった。そのままドアを閉め、首をつろうとしていた。前回より高さがあった。発見が遅れていたら、今度こそ命を落としていただろう。

　再び貞子が呼ばれた。

　やり取りは前日の繰り返しに近い。今回は拙著の題名も出て、スイスのライフサークルという団体では、外国人も受け入れているという話題が取り沙汰された。だが、小島は日本人がスイスに渡って、本当に安楽死できるかどうか半信半疑だったようだ。

　そして同様の首つり自殺騒動がもう一度あった。またもや未遂に終わった。

　恵子は、「本当に地獄のような日々でした、生き地獄です」と思い返す。小島を諭《さと》しても無駄なことは分かっていた。

「ミナちゃんは、いま命を絶たないと私は寝たきりになるの、恵子姉ちゃんはそれを望むのかと訴えるんです。この子は何てこと言うのと思いましたよ。そういう言葉を向けられてこちらが何も答えられないのが分かっているわけですから。でも、言う本人はもっと辛いわけでしょう」

まだ終わりではない。今度は精神安定剤だった。

連日の自殺騒動を経ての4月4日、夜10時頃のことだった。2階にいた小島が今日はちょっとお酒を飲みたいから氷を持ってきてほしいと恵子に言った。二人はしばし、小島の部屋で杯を重ねた。小島が落ち着いている様子を見て、今晩は大丈夫だろうと、1階に下りた。その後、小島は精神安定剤104錠を泡盛とともに飲み込んだ。

まずは貞子が言う。

「ミナちゃんが、この薬はこういうところにいいとか、こういう症状にはこれがいいというのをインターネットで調べて、自分でパソコンで書き出してリストにするんです。『眠れない』『痛みがある』と訴え、リストを大学病院の先生に渡していた。この安定剤もその一つでした。それを使わずにコツコツ溜めていたんですよね」

続けて恵子が言う。

「あとで聞いたら、ネットで100錠が致死量みたいなことが書いてあったそうなんです。でも、失敗した時のリスクを考え、まずは首つり自殺を試みた。薬だと後遺症が残る可能性があったみたいで……」

104錠という数は小島によると、「万が一」を考えてのことだったという。もちろん、「万が一、100錠で死ねないことがないように」という意味になる。

翌朝、恵子は小島の部屋をのぞいた。窓を開けて換気しつつ、妹の様子を確かめるのが彼女の日課だった。小島は写真を手で持ちながら寝ていた。愛犬の写真である。顔の近くにあったため、写真を見ながら寝たのだろうと恵子は思った。布団も綺麗にかかっていた。

だが、異変に気づいた。普段になく大きないびきをかいていた。

「ミナちゃん、ミナちゃん大丈夫？」

体をさすっても反応せず、目も開かない。唇を見ると、白い粉状のものが線のようについていた。

とっさに、薬を飲んだのかもしれないと思った。恵子は薬を大量に保管しているのは知っていたが、その意図を知らなかった。それらをまとめて飲み下したなら、何が起こるかは想像できた。すぐに階段を下り、様子がおかしいから見てくれと夫を促した。夫は、「ミナー、ミナー」と叫びながら頬をたたいたが、反応がなかった。

救急車を呼び、小島は大学病院に搬送された。2日間、目を覚まさず、意識を取り戻した後も酩酊《めいてい》していた。医師からの質問に対し、自らのことを「34歳」と言い、過去の話題を口にしていた。そしてしばらくすると、夢から現実の世界に戻っていく。死ねなかった。小島はその現実を恨むのだった。

後遺症は見られなかったものの、恵子宅に再び戻ることはなかった。

＊

ここまでで分かったのは、小島はいずれ全身の自由が失われるという恐ろしい病に対して、彼女なりに正面から向きあってきたということだった。

ブログの読者からは、時に大袈裟に書いていると揶揄《やゆ》されたりしたものの、彼女は恥をすべて曝《さら》け出し、飾らない正直な気持ちを文章に表現してきたように私には思える。押し付けがましい話はどこにもなく、ただ心の中に響き渡る声を、皮肉たっぷりのユーモアとともに書き綴ってきたのではないか。冗談を交えた会話は、私の知る小島そのものだ。

ブログの語り口は明るく、多くの読者からは「なぜ前向きでいられるのか」と不思議がられた。しかし、小島は「前向き」ではなく、自らが「今向き」で生きていることを示唆する。彼女は、自身のブログからは〈希望〉の要素は拾えないが、〈絶望〉

を配り歩きたくもない、との思いを綴った上で、〈今〉という現実しかないとの考えを読者に示している。この「今向き」という捉え方は実に小島らしいと思う。

もう一つ、小島の性格を端的に表している部分がある。それはブログの冒頭に何度も書かれている次の表現である。

〈私は自分の考えから誰かに影響を与えたいとも思わない。人には人それぞれの考え方があるのだ〉

死生観について、小島と会話を交わしたことがあるが、お互いの思想が異なっても、彼女は訝《いぶか》しげな顔をしたり、批判したりすることは決してなかった。彼女は、あくまでも彼女の死生観に則《のっと》った選択を主張しているに過ぎないのだった。

一方で、インタビューでは分からなかった部分も見えてきた。

東京時代の友人たちとの交流は、実はずっと続いていた。ブログに友人たちが彼女を気遣って何度も連絡をしてきた様子を綴っている。インタビューでは、「友人たちからの連絡はない」と語っていたが、自らの過酷な境遇を伝えようと半ば自虐的に語っていただけなのかもしれない。小島は過去を、つまりは友人たちを簡単に切り捨てられなかったようだ。

ここには記していないが、ブログの返信欄には多くの読者からのコメントが付いており、彼らともネット上で意見を交換していた。その中の一人は、後に小島の安楽死に決定的な役割を果たすようになるのだが、ここでは触れない。

インタビューとの食い違いは他にもある。構音障害の具合だ。小島は毎月のブログの中で、滑舌が次第に悪化し、まともに話ができないことを嘆いている。しかし私は、ゆっくりではあるが思慮深い彼女の話しぶりにまったく抵抗を感じることはなかったのだ。

それは表情においてもそうだった。口にする内容と表情の不一致や、うまく笑えないことを悲しそうに書いているが、実際はそうでもなかった。私は、話しながら目尻を下げ、「あはは」と笑う小島の表情を鮮明に思い出せる。

おそらく、衰えゆく身体に失望する小島が抱く感情と、姉妹、友人、医師、そして私のような他者が抱く感情の間には齟齬《そご》が生じていたような気もしている。病の残酷さに苛《さいな》まれ、恵子に対して自らを「迷惑をかける存在」と位置づけているのはその典型だ。世話になり続けるストレスから、恵子に罵詈雑言をぶつける場面などからは、小島の性格のキツさを感じると同時に、計り知れない精神的な苦痛が読み取れる。だが、恵子が抱いていた感情は、「迷惑」とは異なるものであったはずだ。

いずれにしても、ブログライターとしての彼女は、どうせ先が暗いのであれば、顔で笑い、心で泣く余生を過ごそうと決めていたようだ。そのスタンスは、ブログ空間だけに留《とど》まらないことを、私は取材を重ねながら学んでいった。

第三章

幸運を祈ります

1

ここで安楽死を望む、もう一人の人物を紹介したい。小島から最初のメールが届く、半年前のことだった。

『安楽死を遂げるまで』の出版からわずか10日後の2017年12月23日、バルセロナにいた私に真っ先に連絡をくれた男性がいた。関東近郊で自営業を営む吉田淳《じゅん》（仮名）からだった。ツイッターに私のメールアドレスを公開して間もなくの頃で、出版後に読者から初めて届いたメッセージだった。

突然の連絡すいません。私は、吉田淳と申します。
初めての連絡で私自身の事を話すのは恐縮ですが、実は10月末に突然末期癌を宣告され、約1カ月ほど入院して現在は自宅で抗癌剤治療を試しています。
退院時、Webでいくつかの情報を検索したときに、丁度、宮下さんの著作『安楽死を遂げるまで』が発売されてすぐだった事を知り、拝読致しました。（中略）
また、私も宮下さんと同世代であったり、長野やスペインに居住歴（どちらも約1年間ですが）があったりして、勝手に見てきたものが近いのかなあ、と感じ、初めてのツイッターで宮下さんに連絡を致しました。上手く送れているでしょうか？　色々お伺いしたいことがあるのですが、スイスにあるライフサークルという団体について教えて頂きたいです。日本のネット上ではディグニタスという団体の方が有名なようで、すぐそちらには会員申請の問い合わせをメールでしましたが、これからクリスマス休暇ということもあり、いつ返事があるのかは、わからない状況です。

ご都合の合う時でよいので返事を頂けると幸いです。取材をしていただいても構いません。クリスマス直前にこのような内容を長々と申し訳ありません。（中略）私も数年前バルセロナの友人の家族とクリスマスを過ごしました。みんな家族のように迎えてくれて本当に楽しかったです。

それではFeliz Navidad

前述したように読者一人ひとりに返信しているわけではなかったが、このメッセージは見過ごせなかった。吉田とは同世代で、私が育った長野やスペインにも住んだことがある。

私は安楽死を取材し、それを本にし、一方で彼は末期癌に侵され、それを理由に私と連絡を取ろうとした。同じ時代に生まれ、同じ景色を眺めたものの、まるで異なる道に進んだ。その両者が、このタイミングで交わるという不思議さを思うと、胸に直接、言葉が響いた。

ディグニタスは、スイスで1998年に設立された。会員数は1万382人（2020年12月31日時点）、会員の出身国も102カ国に及ぶ世界最大の自殺幇助団体である。外国人への自殺幇助も行い、創立以来の幇助者数は3248人という。

私は3日後、彼に返事を書くことにした。

本の感想を送ってくれたことにお礼を述べ、そして彼の現在の体調を気遣った。また、私が取材で常々感じた、「生には人それぞれの生があり、同時に死にも人それぞれの死がある」という思いを伝えた。最後に〈似通ったバックグラウンドに興味を持ちました。こんな私に何かできることがあれば、言ってください。¡Felices fiestas y muchisima suerte!〉と綴った。吉田が「メリークリスマス」とスペイン語で結んだ返しとして、私もスペイン語で「良い休日を。幸運を祈ります」と返したのだった。

翌日の午後、吉田は早速、具体的な話を長めの文章にして送ってきた。今思えば、彼の性格がよく現れている、とても丁寧な文面だ。

ご連絡ありがとうございます。お返事の言葉胸にしみます。重ねてお礼申し上げます。

今日は、ディグニタスからも国際メール便が届きました。連絡があっても年が明けてからと思っていたので、私にとっては宮下さんからの連絡と同時にクリスマスのプレゼントのような感じです。

恐らく今後も、（私の健康面も含めて）そこにたどり着くには、いくつものハードルがあるとは思いますが、不思議なもので、そこまでは、何とか頑張って元気に生きようと、食欲や活力が湧いてきました。本当に不思議なものですね。

私の現状ですが、今年の10月末に癌の宣告を受けて、11月に入院手術（大腸癌摘出）、12月には退院と自宅で抗癌剤の治療を受けているところです。

病状としては、大腸癌は摘出したのですが、既に肝臓に転移して、全体に広がっているようです。ただ、私の感覚としては、体力的に疲れやすくなっている以外、特に感じる痛みなどはなく、時間の経過とともに本当に自分でもあっという間で、自分のことながら不思議な感覚です。（中略）

□□県の□□病院という施設をご存知ですか？　私は、そこの施設の事務職員として約1年間勤務しました。その中の病棟の一つに、親から距離を置かれてしまった重症心身障害児の子供たちをケアしている病棟があります。

言葉では表せないのですが、そこで見てきたり感じたりした経験も、そういう今の自分の心境に影響しているのかな、とも思います（もちろん、それだけでは

ないですが）。（中略）

そこで、スイスにある二つの団体、ディグニタスとライフサークルについて、メンバーシップの申込から自殺幇助の実施までの平均的な期間など、時間的なイメージを摑んでおきたいのです。

宮下さんが取材されたライフサークルについては、ホームページによるとメンバーシップに申し込んでも、現在、申請者が多く6～8カ月のキャンセル待ちだということですが、やはり、1年ぐらいかかるのでしょうか？（中略）

本当は、今すぐにでも私がバルセロナに行ってお話を伺いたい気分です！　私が数年前に行ったときは、地元の人が砂浜でビーチバレーをしていました。また、行きたいなあ。

どうぞ、よろしくお願いいたします。

吉田は、私の返信とディグニタスからの国際メール便を「クリスマスプレゼント」と形容した。一方は、安楽死についての本を書いた人間からのメッセージで、一方は、それを実現させる団体からの書類だ。何も知らない者が手に取れば驚くに違いないダブルセットだが、彼にとっては、それがプレゼントに思えたのだ。

特筆すべきは、ディグニタスという安楽死団体から書類が届いただけで、死に一歩と付記していることだ。それを彼は、「食欲や活力が湧いてきた」と喜び、「不思議なもの」とも表現している。過去に取材で出会った患者からも、安楽死団体に登録することで、いつでも死ぬことができるという安心感を得たと聞いてきたから、その感覚は理解できた。

2017年10月に告知され、翌月に大腸癌の摘出手術を受けたものの、癌はすでに肝臓に転移しているという。予兆がないまま、突然、人生の期限を知った吉田を思うと、胸が痛む。彼は自覚症状がほとんどないため、失望感には襲われていないというが、本当だろうか。

文面からは、安楽死を待つことに対し、不安を抱いていることが分かる。メッセージの下には、「ディグニタスからの「自殺幇助に向けての準備」と「ディグニタス会員のあなたへ」と書かれた2通の手紙の写真が添付されていた。彼は本気で準備を進めているようだった。

だが、私はただの取材者であって、安楽死団体への仲介者ではない。彼からしてみれば冷たさを覚えるかもしれない返信を、大晦日に送った。

彼の体調を心配する言葉に続けて、安楽死団体に登録したことへの当たり障りのない感想を述べた。そして、登録後の流れについては、〈例外を除き、最低2、3カ月の時間がかかるようです。英語はできたほうがいいですが、意思疎通（本人の意思の確認）ができる程度であれば、そこまで問題はないでしょう。ただ、診断書の翻訳などの作業が面倒かもしれません〉と返した。

彼が安楽死実現のアドバイスを得るために私に連絡したのであれば、がっかりするだろう。年明けの1月にスペインから帰国する予定があるので、都合がよければ会いたい、と送った。最後に、〈それでは、日本の美しい年越しを楽しくお過ごしください。除夜の鐘に願いを込めて……〉と書いた。楽しく過ごせるはずがないかもしれないが、それは本当の気持ちだった。

吉田から返事が来たのは、年が明けた18年1月3日のことだった。

明けましておめでとうございます。年末年始のお忙しい中、ご返信ありがとうございます。また、体調面のご心配までしていただき大変恐縮です。

自分としては、年を越せるとは思っていませんでしたが、体調は自分でも不思議なくらい普通です。（中略）精神的には、町の診療所で腫瘍が見つかり、検体検査の結果を待っている間が一番不安定だったかもしれません。検査の結果で癌と分かった後は、精神的には比較的安定しています。それは、これまでの人生の中で感じてきたことや経験も大きく関係していたのかもしれませんが、やはり、自分の体調面でほとんど実感がないということ、また、宮下さんの本などを通じて、ディグニタスやライフサークルという団体を知ったことで、自分の最期について病院以外の選択肢が見えたことで、そこまでは頑張ろうという気持ちが持てたことが大きいと思います（最後の希望のような不思議な感覚です）。私としては、今、動けるうちにやるべきことをやっておきたいと思っています。

宮下さんは1月中旬に、一時帰国とのこと。もし時間がございましたら、是非、お会いして宮下さんのお話を伺いたいです。

彼に聞いてみたいことがいろいろと出てきた。なぜ安楽死なのか。彼が癌の末期症状だといっても、様々な選択肢が残されているはずである。

また、家族はそれをどう思っているかも気になった。果たして、吉田が安楽死という死に方を望むことを家族は知っているのだろうか。

2

2018年の年明け、一時帰国した。1月24日、吉田の自宅近くの喫茶店で待ち合わせた。

店の中に入ると、吉田らしき人物を目で探した。奥の席に進むと、彼がこちらに気がついたようで、マスクを半分だけ下げ、軽い会釈をした。背丈は約175センチと、私とあまり変わらない。ニット帽を被り、シルバー縁の軽量眼鏡をかけていた。服は、赤・茶・黄色のチェック柄のニットを着ていた。

私は、プレミアムリッチのコーヒーを注文した。吉田のテーブルには、すでにミルクティーが置かれていた。下唇が少し腫れているようだった。その裏側には、複数の口内炎が出来ていると後で教えてくれた。

浅黒い色をした指は細く、震えている。抗癌剤治療を終えて間もなかったこともあり、少し疲れている様子が窺えた。

「昨年（17年）の10月に下痢と発熱が1カ月くらい続いて、クリニックに行ったんです。胃カメラと大腸の内視鏡検査をしたところ、胃は何もなかったんですが、大腸に腫瘍が見つかりまして。大きな病院で検査したほうがいいと言われ、検査したら大腸癌だと分かったんです」

吉田は、大病院を紹介され、すぐに精密検査を行った。大腸癌より深刻だったのは、肝臓への転移だった。すでに肝臓癌は、手術が困難な状態だった。

即刻、入院し、11月17日に大腸癌の手術が施された。

「とりあえずは、大腸癌手術をして、食事を摂れるようにしようというのが医師の方針でした。肝臓のほうが重いので、抗癌剤治療のために、まずは体力をつけないといけないと言われたんです」

大腸の手術は上手くいったが、医師からは、大腸癌の手術をしても根本的な解決にはならないと言われていた。彼は、自然と死を意識するようになった。術後、医師から直接、余命宣告が下された。その時の思いについて、吉田はこう語る。

「自分から、あと何ヵ月ですか、とは聞けませんでした。深刻だっていうのは分かっていたんですけど。結局、手術後すぐにではなく、その後の化学療法の先生から余命を教えてもらいました。何もしなければ、残り2、3ヵ月だと言われましたね。ただ、抗癌剤を打つか打たないかは選択できると言われました。自分としては、副作用が怖かったので、残りの3ヵ月を自然な状態で迎えたいと思いました」

これだけ聞くと、安楽死に繋がるとも思えなかったのだが、吉田の話は意外な方向に進み出す。

「12月11日に退院して、1週間後にフィリピンに行ったんです。高くなってどこにも泊まれなくなるクリスマス前にと思って」

残された日々を楽しむための行動だと思った。しかしその渡航理由を尋ねると、吉田からは驚くべき答えが返ってきた。

「拳銃を入手しやすいと聞いていたので、1週間だけセブ島に行きました」

そうか。彼は、自殺をする覚悟でいたのだ。余命宣告からの自殺願望。この飛躍をどう捉えればいいのだろう。吉田は「どうせ長くは体がもたないから」と心境を振り返るが、精神的に混乱していたのだと思うほかなかった。銃の引き金を引き、一瞬のうちにすべてを終わらせようとした。だが、事はそう簡単に運ばなかった。

「見ず知らずの外国人がふらっと行って、簡単に銃を入手できるようなところではないんですね。私はちょっと中国語が使えますから、現地の中国人コーディネーターにアポを取ったりもしたんですけど」

後述するが、吉田には中国留学経験があった。その語学力を生かし、現地の中国人コーディネーターに、拳銃調達を依頼した。当然の反応だが、その男は吉田を思い留まらせようとした。

「ちょっと待ちなさい。中国には、癌にも効く漢方薬があるから、試してみてはどうか」

この中国人を頼っても拳銃は調達できそうもなかった。ならば別の方法で自殺しようと考えを巡らした。ホテルの部屋にあるバスローブの紐で首を絞めたり、夜、海辺を歩きながら海に身を沈めたりしようと思った。しかし、できなかった。

本来ならそこで生の方向に向かうと思うのだが、吉田は違った。自殺の代替手段として安楽死という選択肢を見つけた。フィリピン滞在中、スマホで調べて安楽死のことを知った。すぐにディグニタスにアクセスし、資料を請求した。当時は、橋田壽賀子の発言の影響などで同団体の知名度が日本で高まった時期だった。

帰国直後の12月20日、ディグニタスから団体登録のための申請書が届いた。フィリピンで資料請求してから数日しか経っていなかった。

「新しい希望が見つかったという思いでした。これまで安楽死のことは考えたことはなかったんですが、いざ自分の終わりが明確に迫っていると知ったら、自分の最期をどうするか、という選択に迫られたんです」

国際郵便を受け取ってから、スイスの安楽死事情を綴った私の本にもすぐに辿り着き、読み終えるや送ったのが、先に紹介したメッセージだったようだ。

自殺の次は安楽死へ。この移り変わりには、拙速さを感じないでもないが、あえて問わない。死を目前にした患者の心境を論じることは簡単にはできない。

フィリピンからの帰国後、吉田は、抗癌剤治療を始めた。安楽死を遂げるまでは、病状の悪化を遅らせたかったからだ。同時に安楽死の手続きも進めていった。

ここで先ほどの疑問に戻ろう。死を急ぐ前に、その他の選択肢について、考えることはなかったのか。

「いま思えば、緩和ケアという選択肢もあり得たかもしれません。ただ、当時は医者から2、3カ月と言われていたので、年内にすべて終わらせようとしたんです」

論理の飛躍があるように思えた。余命2、3カ月と言われたからといって、それが緩和ケアを退ける理由にはならない。そのことを問うと、やっと本音を語ってくれた。

「あくまでイメージですが、緩和ケアでは、必ずしも100％痛みがとれるかどうかは分からない。痛みとか、苦しみとかできるだけないようにしたかったし、医師にもそう伝えていました。できるだけ痛みがない形で生活し、命を全うしたかった。QOL（クオリティ・オブ・ライフ＝人生の質）を保ちたかったんです。そこに緩和ケアがマッチするかが分からなかった」

吉田は、いざ苦しみ出したタイミングで緩和ケア病棟を利用できるか不安だったとも言った。

「実際、今でも医師から、緩和ケア病棟に申請してください、と言われているんです。申請もしているんですけど、待機組がたくさんいるみたいで」

吉田の言いたいことは分かった。それでも「あくまでイメージ」で、緩和ケアを語っていることが気になっていた。

緩和ケアによって肉体だけでなく、精神的な苦痛も取り除くことができるということを、日本人は知らないと思う。もちろん、それは100％ではないだろうが、最期を穏やかに迎えるための手段として欧米では定着している。

安楽死を希望する日本人は、緩和ケアとは痛みをごまかしつつ病と闘うものというイメージを抱いているようだ。一方、彼らは安楽死について、安らかに眠れるものと認識している。そこに私は疑問を抱くが、ここでは触れない。ちなみに緩和ケアの技術が進むイギリスは、安楽死が法制化されている国々を緩和ケア後進国と見做している。

ここで吉田の知識不足を指摘することは簡単だった。だが、問題はより根深いことに私は気づいていた。彼の関心は、「苦しまずに死にたい」ではなく、「苦しむ前に死にたい」という方向に向いている。なぜ彼はそこまで死を早めることにこだわっているのだろうか。そこには何か理由があると思った。

淡々と話し続ける吉田は、ソーサーの横に添えられたクッキーを口に運び、ミルクティーと一緒に味わった。

現在は、2週間に一度の抗癌剤治療を受けている。抗癌剤投与後の2日間は、自宅で点滴を行っている。鎖骨の辺りから皮下に埋め込まれたポートを利用し、直接栄養を流し込むのだという。おかげで体力は回復し、自覚症状は「不思議なくらいない」と繰り返した。ただし、抗癌剤で吉田が治癒に向かう可能性は、1％に過ぎないとも語った。

セブ島に行き、自殺を図ろうとしたが失敗した。次の目標は、とにかくスイスで安楽死に臨むことだ。すべて彼一人による計画で、彼を取り巻く家族の存在が見えてこない。病気のこと、自殺のこと、そして安楽死のこと。吉田には相談相手がいるのだろうか。

安楽死取材を始めて2年。この最期の選択には、家族の関係性が大きな影響を及ぼすと、私なりに確信を持つようになっていた。

「家族について教えてもらえますか」

そう尋ねると、彼は、憂鬱そうな顔になった。語りにくい事情があるのかもしれないことは、何となく気づいていた。

「父と妹がいます。専業主婦だった母は数年前に亡くなりました。妹は結婚して家を出て、いま同じ家で暮らすのは父だけです。ただ、フィリピンのことも、安楽死のことも、父には伝えてません。だから自分一人で考えて、そういう行動を起こしました。宮下さんの本には、うまくいってない複雑な家庭、家族関係の方たちが、安楽死という選択をする場合が多いという話が記載されていましたね。正直、私の家もそういう感じです。いわゆるスムーズなコミュニケーションがとれる状態ではないんです」

家庭事情が複雑であることは、この言葉から伝わってきた。彼が言及した「複雑な家庭、家族関係の方たちが、安楽死を選ぶ」という拙著の記述は、家族仲が悪いゆえ孤独感を味わう人々が安楽死願望を抱く傾向が強いといった内容である。

もちろんそれはケースバイケースで、患者の病気の度合いにも関係する。

3

吉田は子供の頃から警察官になりたかったという。近所に交番があったことで、しばしば警察官と会話をし、その影響なのか刑事ドラマなども好きだった。

大学の法学部に入学したあとも、その志はぶれることなく、試験対策を続けた。しかし、在学中に受けた警察官採用試験は不合格だった。卒業後もチャレンジしたが、二度、三度続けて不合格だった。同じ警察官志望だった友人たちは、次々と受かり、一人だけ取り残された。

さすがにおかしいと考えた吉田は、ツテを頼って、警察官試験の内情を聞いてみたことがあった。すると、吉田の場合は、家庭の事情から警察官になることが難しいと言われた。私はその事情というものを具体的に聞いたが、何が問題かが分からなかった。

実際に警察官採用にそうした身辺調査がどの程度影響しているのかは分からない。ここで押さえておきたいのは、吉田本人が、家庭の事情で警察官の夢を諦めざるを得なかったと認識したことだ。そのことが常に吉田の人生に影を落とした。

吉田は、警察官採用試験の勉強の延長線上にあった公務員試験を受け、合格した。

そして高校時代からの友人女性と結婚した。その後、地方病院に事務職として赴任するも、すぐに退職を決めた。

加えて離婚を覚悟し、中国留学を思い立った。

あまりに唐突すぎる決断である。それは、吉田いわく「別の人生があり得たかもしれない」ことを考えてしまったからだという。

もし警察官になれていたら、今の職には就いていなかった。もし警察官になれていたら妻とは結婚していなかったとも考えた。疑念を抱えながら生きていたが、妻から「将来的には子供がほしい」と言われた時に、違和感を隠せなくなった。

私からすれば、警察官にならなかったおかげで、妻と結ばれたと前向きに捉えるのが自然だと思ったが、吉田のベクトルは逆だった。もう日本にはいられないと思うほど辛くなった。妻には、その理由を告げず、単身、北京に渡った。

「言わないですし、言えなかったです。言っちゃったら自分の中で、何かを認めちゃうことになりそうな気がして……なるべく遠いところに行こう。当時は留学費用がまだ安かったので中国へ行って、一からやり直そうとしました」

北京で語学留学を終えても日本には帰らず、北京と上海で2年ずつ仕事をした。日本人が投資するフィットネスクラブの事務職や、日本人トレーナーの斡旋《あっせん》をしていた。留学期間を合わせると5年間、中国で過ごしたことになる。

その間に、妻とは正式に離婚した。会わずに書類の郵送のみで手続きをすませた。

「本当に申し訳なかったですね。ちゃんと自分の理由を言えればよかったんですけど。僕は中国で、彼女は東京にいた。ずっと距離は開いていて、だんだん連絡もしなくなっていき、そろそろかなというタイミングで別れた。暗黙の了解じゃないですけど……」

元妻には、ひたすら罪悪感を抱きながら生きてきた。その後も十数年以上、連絡をせず、癌が告知された今となっては、その感情はもはや諦めへと変化していった。元妻は再婚し、現在は幸せな生活を営んでいる。末期癌であることも安楽死を希望していることも伝えていないという。

2009年の帰国後、今度はスペイン西部の都市に語学留学した。中国時代に知り合ったスペイン人の友人がいるというのが動機だったが、吉田は「街中が美術館のような国」を愛した。

10年に帰国した吉田は、個人で事務所を開業した。日本にいる外国人を相手にする仕事だった。中国語とスペイン語の両言語に対応できることを謳《うた》ってはいるものの、需要は圧倒的に中国人が多いという。癌発覚以後、休業している。

4

父親とは同じ家に住みながらも、ほとんど会話をすることがない。癌のことも伝えているが、さしたる言葉を掛けられたことがないという。「彼の中では僕が死のうが、何も変わりません」と語る。一方で、妹とは心を開ける仲だという。入院中はしばしば見舞いに駆けつけてくれたという。

「妹としては善意なんですよ。だから困るんだけど……」

言葉とは裏腹に少し嬉しそうにも見えた。安楽死については、妹に明かすつもりはないという。

「ある程度、道筋が決まって、最後の最後のところでは言うかもしれないですけど、その準備が終わるまでは、たぶん言わないと思いますね」

はっきりとは吉田に伝えていないが、家族に告げることができない患者に、安楽死は勧められないというのが私の立場だ。

海外では、医師側が安楽死を行う際、最もトラブルになるのが、事前に家族の了解を得ていなかったケースである。個人の意思を尊重する国であっても、家族の意思を無視してよいわけではない。家族の理解を得ているからこそ、患者も安心して旅立てるのだ。

　私が訊き直す。

「じゃあぎりぎりになって、スイスに行く航空チケットを買った後ぐらいに告げるということですか」

「タイミングとしては、はい」

「そこでもし、反対された場合、どうするんですか」

　困った表情を浮かべ、吉田は答える。

「うん……、でも、僕自身としては行きたいですけどね。妹が反対したからといって、諦めるという気持ちにはなれない」

　自我が強い男性ではあるが、彼の表情からは寂しさを感じ取れた。吉田は頻繁に前屈みになったり、両手を尻の後ろに置いて背筋を伸ばしたりした。それは体調のせいかもしれない。あるいは、疲れとは関係なく、気まずい話になると姿勢を変えたり、身体を揺さぶったりするのかもしれない。

　吉田はディグニタスに登録しようとしている。

　彼はバッグの中に手を入れ、ゴソゴソと何かを探し始めた。取り出した茶色い国際郵便の封筒を開け、アドバンス・ディレクティブ（事前指示書）と書かれた数枚の用紙をテーブルの上に置いた。ディグニタスから送られてきた書類だ。

ここには、「病気に改善の見込みがないのか」「死期が迫っているのか」「認知力に問題はないのか」など、ディグニタスが自殺幇助を行うに相応《ふさわ》しい患者かどうかを見極める項目がある。

その他、必要な治療が施されてきたのかという質問に加え、「死後の献体を許可するか、禁ずるか」「死後に臓器提供のための臓器摘出を許可するか、禁ずるか」といった問いが記されている。

これらの質問にチェックを付け、本人の意思確認をするのだが、吉田は、そもそも英語の読解が困難だという。知り合いに翻訳を依頼し、手続きを進めているようだった。

申請が通ったところで、最低限の英語かドイツ語が話せなければ、現場でのコミュニケーションに支障が出てくる。吉田は、「英語をもっとしっかり勉強しておけばよかった」と悔やみながらも、この課題に向けた準備も始めていた。

「私の知り合いで英語をしゃべれる人間がいるんです。彼女にお願いして一緒に行くというのも選択肢としてはあります。ただ、自分である程度、最後のところは意思表示もしないといけないので頭が痛いな、と」

通訳を介しての安楽死が認められるかどうかは、よく分からない。それは幇助する医師の判断に委ねられるような気がする。ディグニタスは団体の方針として取材拒否を貫いているため、具体的なポリシーは知り得ない。英語力の問題は、安楽死を希望する日本人なら誰もが心配する点ではある。

だが、それよりも吉田が不安に感じていたのは、安楽死当日まで体がもつかどうかだった。私が以前、取材アポをとったカナダ人の患者が、スイスに向かう飛行機の中で体調を悪化させ、結局、経由地で引き返し、自宅で息を引き取ったこともあった。

特に、末期癌患者の場合、このようなケースが起こりうる。だからこそ、吉田は当初、拒否しようとしていた抗癌剤治療を受け入れたのだ。

それで病状が安定しているのも事実である。一時は年を越せないと思っていたのに、今では見かけ上の健康は保っている。本末転倒になるが、スイス行きを考え直すことはないのだろうか。

「自分が感じている状態は、そこまで深刻ではないんですけど、医師の判断だと病状は変わっていない。多少は抗癌剤の影響で癌が小さくはなっているかもしれないけど、もともと、とってもひどい状態だったらしいから。私としては、う〜ん……」

結局、体は思うようにならない。だとすれば、早い段階で、苦しむ前に手を打ちたいと考えているようだ。

「むしろ、今のうちに行きたいという思いが強くなってきたんです。体力がなくなったら行けませんしね。今のうちにという思いが、うん、大きいですね」

自分の最期を決めるのは自分だという意志が伝わってくる。より深読みすれば、彼の人生は家庭の事情という、自分ではどうにもできない理由によってレールから外れた。その終止符ぐらいは自らの手で打ちたいという意地であるのかもしれない。

あまり一般化してはならないことも承知しているが、欧米社会に比べると、日本人は世間体を重要視し、集団生活を乱さないように生きていると感じる。日本人の安楽死希望者は橋田壽賀子のように、「寝たきりになって人に迷惑をかけるぐらいなら、その前に安楽死したい」と口にすることがある。

彼にも、そうした「迷惑」の思考があるのだろうか。

「迷惑になっているかもしれないというのは、自分の頭の中で考えることじゃないですか。たとえば、電車の中で赤ん坊が泣いているとして、本当に迷惑なのかどうか。迷惑だと思う人がいれば、そうでもない人もいるでしょう。でも、たぶん人が迷惑だと思っていると、自分で思い込んでしまうんです」

それが日本特有の文化なのは、宗教的な規範がないからだとも述べ、吉田は続けた。

「外国の場合だと宗教という戒律があって、これをしてはいけないと定められていますよね。イスラム教だとお酒を飲んではいけない。でも、それ以外のことは比較的自由だったりもする。ただ、日本はそういう戒律がないから、あらゆる行動基準を自分で判断するしかないんですよね」

どうすればいいか分からないことが多いから、他者の視線を必要以上に気にするのだ。それが迷惑という感情の根底にあると吉田は言う。彼は、人の目に敏感になり過ぎている日本社会が異常だと考えているようだ。迷惑をかけたくないから安楽死を選ぶという、橋田壽賀子の認識とも違う。それを知り、私は、こう訊いてみた。

「お父さんや妹さんに看病されるとしたら、それは迷惑ですか」

すると、想像とは違う答えが返ってきた。

「いや、それは家族として当たり前じゃないですか。うん。私自身も看病するでしょうし。私は、看病されることが迷惑とは思わないです。ま、そう思うこともありますよね」

家族に助けられることもあれば、家族によって希望の就職先に進めないこともある。そう言いたげだった。ただ、そうした勘ぐりを別にして、彼の本心には、家族から看病してもらいたいという思いがあるように感じられた。

喫茶店に来て、2時間になろうとしていた。化学療法中の相手に無理をさせたり、妙な期待を抱かせたりしたくなかった。吉田がこの場で自らの期待や不満を吐き出すことで、彼なりに安心感が得られたならそれでいいと思った。

私は、日本を離れる前にもう一度、彼と会う約束をし、マスクに手をかけながら店を出ていく吉田を見送った。

5

1週間後、同じ喫茶店で、吉田と再会した。見たところ、体調の悪化は感じられず、むしろ少し良くなっているように思えた。席に座り、彼の顔を覗き込みながら、私がまず口を開いた。

「口内炎、治っていますね」

吉田は、ハッと目を開いた。

「そうですね。口内炎が出たのは、この前、初めてだったんです」

「前回よりも顔色がいいというか……」

「そうですね。寒くて手先がちょっとピリピリするとか、そういうのは、抗癌剤の副作用としてはあるんですけど。でも、病状によるものがあまり感じられない。それは幸いなことです。だから微妙ですよね。自分としては本当に複雑というか不思議というか、うん」

複雑というのは、体力がないとスイスに行けないが、元気な限りスイスに行く必要がないということを言いたいのだろう。

吉田は、前週の会話が中途半端に終わったことを悔やんでいた。話題が家族に転じた途端とりとめもなくなってしまったため、意図が通じたのかどうかを気にかけていた。彼はもう一度、安楽死という選択の重要性を強調した。

「生まれてきた時に命の始まりは選べないのと同じで、命の終わりも選べないんじゃないかと若い頃は、思っていました。でもすでにいろんな医療技術が発達して、人の寿命は自然の摂理のものではなくなっている。ある程度の年齢に達すれば、それまで積み重ねてきた経験とか仕事とか、家族や友人関係によって、人生観や死生観や宗教観などが形成されています。それを言い換えれば尊厳と言うのかもしれません。

生まれてきた時と同様の状況ではないので、最後にどう死ぬかということは完全に自然なものじゃなくて、個人の尊厳とかも考慮されるべきだと思うんです。でも、人の生や死や命は、完全に自分のものじゃなくて、社会的なものなんじゃないかと感じているので、それについての議論があることは自然なことだと思うんです」

前回より洗練された考えだった。この1週間で、彼なりの死生観がしっかりと整理されているように思えた。

この日は、二人ともコーヒーを注文した。周囲に会話内容を聞かれないよう気遣っているのか、声のトーンを落とし、話を続けた。

「命にかかわることとなので選択肢とか言うと、言葉が軽くなっちゃうかもしれないんですけど、（様々な選択肢が）あったほうがいいのかな、と。自分の最期を自分の意思プラス状況で決めることができれば、それこそ尊厳のある死ですよね」

安楽死という選択肢が認められる社会が来たらいい、と吉田は言った。そのために、自分が先鞭《せんべん》をつけたいとも言った。

もしスイスで自殺幇助を受けるのであれば、私もその場に居合わせて、彼の最期を見守りたいとの希望を伝えてみた。あくまでも、彼が一人でそこに辿り着けばということだが。

すると、吉田は軽く微笑み、こう言った。

「基本的には記録とか取っていただいて、ある程度、公開していただくことで、他の人がいい方向に向かえればと思うんです。そのお役に立てるんであれば、お願いしたいぐらいです」

取材をして記録に収めたいという気持ちがないと言えば嘘になるが、孤独な彼の側にいたいという気持ちも半分はある。

しかし、吉田は、まだ申請を終えていなかった。

「だから、自分としては、早めにその準備を整えたい。いつというのは別として、そういう段階には早めに到達しておきたいんです。あとは自分の意思だけ、という状況にしたい」

吉田とはそこで別れ、数日後、私はヨーロッパに戻った。

バルセロナに着いてから、彼に取材のお礼をすると〈偶然、フィリピンで知り合った中国人ガイドから連絡がきました。なんと東京に来るそうなので、来週中に会うことになりました。直接会って、感謝をしなければなりません。この間その話をしたばかりだったので不思議ですね〉とのメールが返ってきた。

彼は自殺しなくてよかったと中国人ガイドに伝えるのだろう。今は安楽死に向かって準備を進めていることは言うのだろうか。

吉田とはしばらく会わなかった。3月に入り、久しぶりに連絡をしてみたが、珍しく返事はなかった。容態に急変でもあったのだろうか。彼の病状はまったく読めなかった。

5月に入り、翌月の一時帰国を伝えると、ようやくメールが送られてきた。

ご連絡ありがとうございます。

こちらは現在ゴールデンウィーク最終日で、連日初夏のような暑い日が続いていました。私も、家にいるばかりではなく、外に出て散歩や買物などをするようにしていました。

正直なところ、ここまで生きていられるとは思ってなかったので何をしてよいか少し戸惑っていますが、予定より少し長く生きられることを前提に、亡くなっ

た後の資産整理などを少しずつ進めています。(中略)

ディグニタスについては、会員登録後、現在は医療記録の準備中ですが、医者の協力が必要なので少し時間が掛かっています。

6月に一時帰国するんですね。またお会いできることを楽しみにしています。

またお気遣いありがとうございます。

今後ともよろしくお願いします。


体調にもそれほどの変化がなく、家の外にも出て、気分転換もできているようだった。年を越せるかどうかも分からないと話していた彼が、半年後のゴールデンウィークまで生きていることで、むしろ戸惑っているという。ただしディグニタスの会員登録は終えたようで、今は安楽死のための事務手続きを整えている。安楽死を望む気持ちはぶれていない。

6月30日、一時帰国を知らせた私は、吉田からの返信を受け、容態を確認することができた。メールの返信はとにかく早い。

病状は一進一退という感じで、ちょうど一昨日治療があったのですが、抗癌剤が効いている部分もあればそうでない部分もあり、微妙だと医者から言われました。ただ抗癌剤の副作用は確実に出てきており、特に手足の痺れが酷く、感覚が非常に鈍い状態です。

数ヵ月前に会った時は、「自覚症状がない」と話していた吉田だが、最近はその副作用に悩まされている。一方で、着々とスイス行きの準備も整えているようだった。

ディグニタスの方は、徐々に手続きが進んでおり、自分では最も困難と思われた医療記録の提出もほぼクリアしたと思っており、あとは自分で書く家族や健康状態のレポートを提出すればよい段階に来たと思っています。

1月の時点から、5ヵ月の時間を要した理由は、送られた書類を翻訳者に訳してもらい、日本語で全文を理解することから始めたからだ。彼の生真面目な性格が反映されていた。

提出する書類は、あと一歩まで来た。しかし、この5ヵ月という時間は、吉田のようないつ急変するかも分からない患者にとっては、あまりに長すぎた。本来は一日も無駄にできなかったはずなのだ。予定していた提出期限を大幅に越え、焦りを感じていたことだろう。

7月8日午前10時、待ち合わせ場所は、ファミレスだった。彼は、「是非、会ってお話をしたい」と積極的な姿勢だった。

駅を出ると、目の前のビルの中にファミレスがあった。いつも彼は、約束の時間より早く着いていた。私の携帯電話に「一番奥の窓側の席です」とのメッセージを、10分前に送信してきた。日曜日の午前ということもあり、中に入ると大勢の家族連れの客で賑わっていた。奥の席に進むと、吉田がいつものように力の入らない腰を上げ、私に挨拶をした。

季節はもう夏だった。この日は、ベースボールキャップを被り、白とグレーのボーダーTシャツと茶色のアディダスのパンツを身にまとっていた。靴は、軽そうなトレッキングシューズを履いていた。

身なりはともかく、私は、彼の大きな変化にすぐ気づいた。顔がげっそりと痩せこけていたのだ。

席に腰掛け、思わずテーブルの上に見入ってしまった。スクランブルエッグにベーコンとソーセージ、トーストに加え、サイドにサラダがあった。まだ食べ始めだったようだが、朝からだいぶ食欲があると思った。

吉田は、震える手でコーヒーを一口啜《すす》った。第一声は、聞き慣れた台詞だった。

「手足がしびれていて、この画面を触っても感覚がないんですけど、体調自体はあま手元にあるiPadのスクリーンを指で動かしながら、私に言った。本や雑誌のページもめくれないという。手足の感覚がないというのは、1月に会った時もそうだった。薬の副作用がそうさせているのだ。自覚症状がないという言葉は本当かもしれないが、彼の姿を見る限り、もう5カ月前の体でないことは間違いなかった。

「前までは、肉がおいしかったのに、うまく感じない。カツや唐揚げやハンバーグが好きだったのに全然うまく感じないというか……」

吉田は、医療記録を病院からもらったと言い、その量は段ボール箱にぎっしりと詰まる数百枚に及んだと説明した。その中の核心部分である6ページを英語に翻訳し終えたと語った。残る作業は、ライフレポート（自殺幇助を受けたいという動機を書く申請書）の準備で、自己紹介や家族状況、自殺幇助の申請をするにあたっての意思確認をまとめなくてはならないという。これらの書類は、中国人の友人にすべて英訳してもらうのだと話していた。

しかし、あともう一息のところまで来たものの、不安は日々、募るばかりだった。

「いつ安楽死ができるのか、全然分からない。出国前日に体調が悪くなってしまう可能性もあるので、心配しているという気持ちは変わらないです」

そしてもう一つ、彼を悩ませているディグニタスからの知らせがあったという。

「欧州人権委員会で、自殺幇助が認められなくなる可能性もあるという話があって。スイスで11月までに国民投票が行われる可能性もあるとのことなんです。だとすれば、どうなっちゃうのかも心配で。禁止される前にどうしても(安楽死を)やりたいので……」

私は、そのような動きを知らなかったし、その後も確認できなかった。周辺諸国から、安楽死や自殺幇助に対する反発の声が上がっているのは、ここ最近の話ではない。時々、このような事態が発生するが、オランダやスイスで法改正の動きが出たことは、これまでにない。だが、年々、増え続ける安楽死に歯止めをかけようとする宗教団体があることは事実だ。

頭の中が不安だらけに違いない吉田は、一日も早くスイスに向かうことを望んでいた。

「今は、(新薬の)治験の要請があるので、かなり悪くなっているんだと思うんです。従来の薬はもうやり尽くした。安楽死の日が、1カ月後がいいか、それとも半年後がいいか、と聞かれれば、迷うことなく1カ月後と答えますね」

眠れない夜も増えてきたという。普段は、朝8時に起き、夜11時にベッドに入るが、眠れなければ、徹夜の状態で一日を過ごしていると言った。自宅の部屋の中で、一体何を考え、何をして過ごしているのだろうか。

私は世界中を移動し、それなりに自由な生活を送っている。吉田は、仕事もできなければ、遊びに出かけることもできない。同世代で、共通項もあるが、置かれた状況はまるで違う。テーブルを挟んで向き合うわれわれ二人は、もしかしたら何も理解し合えてないのかもしれない。私からはたいした助言はできないだろう。

　それでも、一つ気になるのは、吉田と家族の関係だった。改めて聞いても、父が何を考えているのか分からないと繰り返した。

　注文した朝食セットになかなか箸が進まない。われわれのテーブル周辺は、家族団欒の話し声と笑い声に包まれていた。

　ファミレスに漂う空気が、あまりにも異様に感じた。彼はこんなに苦しんでいるのに、みんな笑っていた。その落差にいたたまれなくなった。

「根本的な価値観が、僕と家族では違いすぎる。父は目の前のことに何も気がつかないんですよ」

「目の前」というのは、彼が病床で苦しんでいることを指しているようだった。

　彼の怒りは、悲しみに満ちていた。スイスに渡り一人で死を迎えたいという気持ちに共感することは難しい。だが、その気持ちに至る背景には、父親との関係があるようだった。

　吉田は、寂しかったのだろう。父親のことを悪者扱いしつつも、裏返せば、父親ともっと繋がり合いたいという気持ちが読み取れなくもない。吉田の安楽死への思いに、私が納得できない部分があるとすれば、それは家族の理解が得られていないということだ。

マスクを持ち上げて、口を隠す吉田に、「これからもやり取りを続けましょう」と告げると、彼は「またお願いすることがあるかもしれないので、よろしくお願いします」と答えた。

「お願いすることがある」とは、何を意味しているのか。私と一緒にスイスに行くことを具体的に計画し始めているのか。痩せ細った彼は、出口の扉を体全体の力を込めて押し開けて去っていった。

6

この時期、安楽死をテーマとしたあるフォーラムに登壇した。

それは癌患者という立場から安楽死を提唱している写真家・幡野《はたの》広志、緩和ケア医として終末期医療に携わる西智弘、そして私の三人で行う鼎談《ていだん》だった。

幡野広志はまだ35歳、気鋭の写真家だ。２０１７年11月に癌が発覚し、２０１８年

1月には、多発性骨髄腫と診断された。担当医に余命を尋ねると「中央値は3年」と告げられた。

多発性骨髄腫とは、血液の癌で、骨髄の中にある形質細胞という抗体を作る細胞が癌になること。形質細胞とは、白血球の一種であるBリンパ球が細菌やウイルスなどの病原体に触れ、それらを攻撃するために形を変えたものだ。

もっとも多い症状が、背骨、肋骨、腰骨といった骨の痛み。高カルシウム血症による吐き気、食欲不振、意識障害もあり、有害物質の増加で血流が阻害され、耳鳴り、めまい、視力障害や腎不全も起こりうる。国立がん研究センターによると、40歳以下の発症は稀で、日本では、年間2万人に1人の割合で発症するという。

幡野は、背骨に転移した腫瘍を除去するため、2017年12月から約2カ月間、放射線治療を行った。2018年5月からは、抗癌剤治療を継続していた。

この病気が発覚してから、幡野は安楽死を世に提唱する行動を起こしている。彼もまた、日本で高まりつつあった安楽死議論に感化されたように思うが、東海大学医学部付属病院に通院していたということも、背景にあるようだ。

1991年、日本で初めて、医師による「安楽死」が患者に施され、舞台となった病院である。同病院に勤めていた当時34歳の医師が、度重なる家族の要求を受け入れ、意識不明に陥った癌患者に塩化カリウムを投与したことで、95年に懲役2年執行猶予

2年の有罪判決を受けた。実は、この時の患者が多発性骨髄腫に罹患していた。幡野は、その患者の最期を自らのそれと重ね合わせたという。

鼎談を主催したのは一般社団法人「日本メメント・モリ協会」の代表を務める内科医・占部《うらべ》まりだった。日本で、安楽死という言葉が独り歩きを始めたこの頃、占部は、もっと現実的な観点から議論を進めたいと考えた。

彼女からの依頼書には〈私の中では、〝死〟に安楽とか、尊厳とか、平穏、とかの形容詞をつけたくないという気持ちがあります。多くの方が亡くなる時代です。それぞれの死が、それぞれに意味があるということを共有できれば、多様性を容認できる社会になれるような気がしています〉と書かれていた。

占部の考え方には共感できた。人には人それぞれの生き方があり、死に方があるのだと思う。どこそこの有名人がこう死んだから立派だとか、自殺したから惨めだとかではなく、人の最期にはその人にしか選べなかった理由があるのではないだろうか。

2018年7月3日、鼎談を前に、占部邸で打ち合わせを行うことになった。居間に招かれると、すでに男性が長テーブルの席に座っていた。川崎市立井田病院に勤める西智弘だった。終末期医療の現状をメディアで発信する38歳の腫瘍内科・緩和ケア医である。

初対面だったが、テーブルの上に置かれた拙著にたくさんの付箋が貼り付けられていた。西は「宮下さんの本を読んで、日本と欧米の死生観の違いを勉強させてもらいました」と述べた上で、「私も安楽死には反対の立場なんです」と言った。

緩和ケア医の仕事について、日本では国民の理解が得られていない、というのが私の印象だった。この思いは吉田淳との会話の中でいっそう強いものとなった。日本人にとって緩和ケア病棟は、「死ぬ前に入るところ」、緩和ケアとは「治療をあきらめること」と誤解されているように思えた。実際、患者に比較的高齢者が多く、緩和ケア病棟を持つ井田病院は、「あそこは死を待つ場所だ」とも言われているという。西が患者に自己紹介すると、「緩和ケア医には会いたくなかった」と敬遠されることも時々、あるようだ。

このように世間で誤解の多い緩和ケアとは、そもそも何なのか。西が、分かりやすく説明した。

「ひと言で言えば、苦痛を和らげることです。体の痛みはもちろんですが、精神的な痛みも対象になります。これ以上、生きていく価値がないと嘆く患者には、なぜそう思うのかも一緒に考え、それを緩和しようというアプローチをとります」

緩和ケア医は、通常、抗癌剤治療が検討される段階から携わる。副作用を覚悟してでも抗癌剤を使用したい患者と、副作用に悩まされるぐらいなら抗癌剤治療を選ばないという患者がいる。それぞれの人柄や生き方を見極め、治療方法を考えることも役割の一つだ。

ところで、緩和ケアの中には、穏やかに死に向かわせる鎮静（セデーション）という医療措置がある。治療に対する体の抵抗によって生じる苦痛を緩和する目的で、鎮静剤などを投与することだ。たとえば、末期癌患者に薬を投与し、意識レベルを下げることで苦痛から解放させるとともに、死までの自然な過程を見守る医療措置である。

素朴な疑問をぶつけてみた。

「セデーションと安楽死は、どう違うんですか」

この違いについて、西がまたも分かりやすい言葉で説明した。

「セデーションは、安楽死の代替にはならないと思います。要は、最後の数日間を眠って過ごしましょうというコンセプトで、その最期に至るまでの経過にはやっぱり苦しみはあるんです。安楽死は、その苦しみが来る前の段階に行いますから」

西と私の間で話が盛り上がってきた時、カメラを首からさげた、濃い顎鬚の男が居間に入ってきた。

「あ〜どうも、初めまして。遅れちゃってすみません」

耳に心地良く、安心感を与える声が響く。写真家の幡野広志だ。台所で料理を作る占部と友人女性が、エプロン姿で挨拶に来た。幡野はガッチリとした体格だった。抗癌剤治療によって、体重が増えたのだという。吉田淳とは、見るからに病状が異なった。

幡野と吉田は、ほぼ同時期に癌の告知を受けている。前者は17年11月で、後者は同じ年の10月末だ。しかし、二人の第一印象は大きく異なった。幡野は、楽観的で明るく、今を生きるタイプの人間で、吉田はどちらかというと悲観的ではあるが、物事を誠実に考える。これはあくまでも私の印象に過ぎないが。

テーブルを囲んだわれわれ三人は、占部らの手作り料理を味わいながら、ビールで乾杯した。幡野も、西と内科医の占部を前に、嬉しそうに喉の渇きを潤した。飲み食いは、特に問題なさそうだった。相手の発言もよく聞き、冗談も言い、よく笑う。

幡野は、ディグニタスに申請したいといったようなことを、難しい顔をするわけでもなく語る。さも当然のことのように「日本もそれ（安楽死）を認めたほうがいい」と話すのだ。

7

幡野広志とは、一体どんな人物なのか。

東京都立川市生まれの幡野は、中学生の時に隣の昭島市に引っ越した。現在は、八王子市在住と、居住地域の大きな変化はない。整備士だった父親も同じく癌を患い、彼が18歳の時に他界している。母親は、総合病院やクリニックに勤めてきた元看護師で、今も昭島市に住む。3歳年上の姉は、立川市に住む主婦だ。

子供時代から、協調性がなかったという。周りはカードゲームやプレイステーションに没頭したが、友人とともに何かすることは好まなかった。団体スポーツや合唱コンクールなどもってのほか。中学時代は、合唱の練習をさぼっては学校を抜け出し、本屋に行くこともあった。高校生になってアルバイトで稼ぐことを覚えると、学校に行くことも億劫《おっくう》になった。

アルバイトの貯金でカメラを始めたのが18歳だ。この年に亡くなった父親もカメラが趣味で、幡野は子供の頃から父親のカメラを手にして遊んだという。

2010年に広告写真家の高崎勉に師事し、11年に結婚した。12年に、エプソンフォトグランプリに入賞。16年6月に長男を授かった。病魔が襲うまで、彼の生活は公私ともに充実していた。

彼がメディアに登場するようになった経緯を、ここで見てみたい。

きっかけは、ネット上に書き始めた「幡野広志のブログ」にある2017年12月26日投稿の記事「ガンになって気づくこと。」だった。これが読者の心を瞬時に捉えたのだ。

僕、ガンになりました。

父をガンで亡くしているので、自分もガンになるだろうとは思っていたけど34歳は早すぎる気がする。

背骨に腫瘍があり、腫瘍が骨を溶かすので激痛と神経を圧迫しているため下半身に軽い麻痺も起きている。

自殺も頭の片隅に考えるぐらいの激痛で夜も眠れず平常心を保てなかった。緩和ケアの医療スタッフと強力な鎮痛剤を開発してくれた研究者のおかげで今は穏やかに暮らせている。

妻と結婚してどう控えめに言ってもかわいい息子に恵まれ、病状を知り涙してくれる友人がいる。社会人とは思えないほど長期休暇を取って広く浅い趣味に没頭し、好きなことを仕事にした。幸せの価値観は多様性があり人それぞれだけど、僕は自分の人生が幸せだと自信を持って言える。

だから死と直面していても後悔はなく、全て受け入れているので落ち着いている方だと思う。それでもガンと診断された日は残される家族のことを想い一晩泣いた。

前半部分は、重く、辛く複雑な出来事を、幡野らしくシンプルに述べている。悩み事を溜め込むタイプではなく、どちらかといえば、批判を恐れず、自己主張してきた人間のように見える。というのも、彼に会った直後から、私と思考方法が似ていると思ったからだ。自らの関心や興味に没頭するところなどは、特にそうだ。

ところが、はっきり分かれるところがある。「死と直面しても後悔はない」と、私は言い切れない。果たして、後悔のない人生を送ってきただろうか。いや、後悔があるからこそ、もっと生きたいという思いが私にはあるのだ。彼とは違い、一晩どころか数カ月、泣き続ける日々を送りそうだ。

唯一、彼の後悔を読み取れるのは、家族を置き去りにしてしまうかもしれないことに対してだろう。幡野のブログは、〈もしも自分の妻や息子がガンになり苦しんでいたら正気を保てないと思う。自分の苦しみは耐えることができても、自分の大切な人の苦しみというのは耐え難い〉と続いていた。

彼のブログの多くは、息子・優の日常風景を写した写真とともに、父親としての思いを掲載している。

また、写真家であることが「運命だった」とも書いていた。少なくとも、高校卒業以来、曲がりなりにも続けていた趣味を本職として生きてきた。今は息子を撮りながら癌になった運命を見つめているようだ。ブログの最後は、そんな思いが滲《にじ》み出ている。

いい写真ってなんだろうってずっと考えていたけど、撮影者の伝えたい気持ちが正しく伝わる写真のことなんだと気付いた。気付くのが遅いけど、まだシャッターが押せるので間に合わなかったわけではないと思ってる。

ガンになることが運命だったとしたら、写真家という人生もまた運命だったのかもしれない。僕の気持ちを息子に伝える、そのために写真を撮る人生を選んだのかもしれない。このときのために写真を学び続けていたのかもしれない。

好きな被写体を好きなように撮る日々に充実を感じていて、死と直面することで本当に大切なものが見えてくる。皮肉なものだけど死と直面することで生きていることを実感する。

いい写真ってなんだろうという答えが見つかったら、生きるってなんだろうって疑問が湧いてきた。せめてこの疑問の答えを見つけてからしっかり死にたいところ。


占部が、テーブルに日本酒や焼酎を並べ始め、われわれは、ほろ酔い気分になりながら、ざっくばらんに鼎談の内容を決めていった。とはいえ、議論を方向づける必要もなかった。私は安楽死の実態と思いを語り、西は緩和ケアやセデーションの現状を説明し、幡野は癌患者としての息苦しさや医療に対する不満をぶつければいいのだ。その場で白熱した議論になればいい。三人ともその意見で一致した。

前もって幡野に尋ねておきたいことがあった。先ほどから、彼の話を聞いていると、安楽死とセデーションをあまり区別していないようだった。彼が求める死とは、実際、何なのか。

「幡野さん、なぜ安楽死をしたいんですか。お話を伺う感じだと、セデーションでもいいような気がしますが、ダメなんですか。もし幡野さんの求めているものが、痛みを伴わない最期であるというならば、そこまで安楽死にこだわらなくてもいいんじゃないですか」

私の記憶では、この頃の幡野はまだ、その双方の選択肢に優先順位を定めていないように思えた。彼は、私に同調する素振りを見せただけかもしれないが小声でこう呟いた。

「そうなんですか。ならばセデーションもありなのかな」

8

鼎談は、熱波に襲われた7月16日、川崎市内の高願寺で行われた。集まった聴衆は、熱気がこもる境内で、汗だくになりながらも、われわれの話にじっと耳をかたむけた。最初に私が安楽死に賛成する人たちの数をざっと知るため、挙手をお願いすると、約半数の手が目に入ってきた。トークショーなどでスピーチを始める前の決まった質問である。

幡野は開口一番、「僕は、スイスのライフサークルで安楽死をしたいと思っています」と宣言した。まさかライフサークルに決めたとは思わなかった。ずっとディグニタスに申請するとばかり思っていた。それを聞き、妙な胸のザワつきを覚えてしまった。

幡野は、どこからライフサークルのことを知ったのだろう。打ち合わせの段階で、彼はまだ拙著を読み終えていなかった。読後に、ディグニタスからライフサークルに切り替えたのかもしれない。それはそれで、厄介だと思った。

安楽死反対の立場をとる西は、なぜそのスタンスを貫いているのかに言及し始めた。

理由は二つあると言った。

「一つは、緩和ケアなどの苦痛を取り除く技術の発展が止まってしまうと思うから。もう一つは、日本ではまだ死について話し合う土壌が固まっていないと考えるからです」
西は医師であり、安楽死に賛成であれば、緩和ケア内科に勤務する意味を失ってしまう。これは医療者側の視点であり、都合でもあるが、緩和ケアという医療をもっと国民に知ってもらいたいという思いが強い。だが、この医療者側の都合こそが、幡野の不満の種だった。

「癌になって一番最初に考えたのが、自分の命は一体誰のものか、ということでした。その中で感じたことは、患者と家族と医療者がそれぞれ考えるゴールは違うということ。僕は患者のゴールが優先されるべきだと思うんです」

聴衆は、幡野の話を聞きながら首を縦に振る。癌患者という当事者の言葉だからこそ、われわれには到達できない苦しみや願いがあると感じたのかもしれない。その幡野が安楽死をしたいと言っているのだから、安らかに死なせてあげればいいではないか、と言わんばかりの眼差しに見えた。

私にはよく分からないことがあった。果たして聴衆は、どこまで「安らかで楽な死」を理解しているのか。話し合いの中で、参加者にこう尋ねてみた。

「尊厳死と安楽死の違いを理解している人は手を挙げていただけますか」

日本でいう尊厳死とは、「延命治療の手控え、または中止」によって導かれる死をさすことが多い。安楽死賛成に手を挙げた人たちは半数いたにもかかわらず、この質問になると数人しかいなかった。つまり、安楽死と尊厳死のイメージが被《かぶ》っている証拠だ。「安らかで楽な死」を安楽死と考えるのであれば、セデーションだって同じ結果を導きうる。その事実に気がついている西は、いつもながらの分かりやすい説明を行った。

「緩和ケアの技術で、ほとんどの痛みを取ることができますし、その方法として苦痛緩和のためのセデーションというものがあるんです。セデーションは最期の数日、苦痛を緩和させるために、患者の意識が失くなるだけの最小限の鎮静薬を投与します。安楽死は致死量の薬物を投与することによって、患者の生命を終わらせるものなので明確な違いがあります」

この話に頷く参加者も多くいた。しかし、幡野はあまり納得のいかない表情で、西に問いかけた。

「患者がこういう状況になったらセデーションしてほしいという意思表示があっても、家族が直前になって、やっぱりセデーションしないでくださいと言ったら、しないんですか」

西が困った表情で答える。

「家族の反対があった場合、それを無視してセデーションを行うのは現実的には難しいです」

すると幡野が肩を落として呟き、不満を口にする。

「やっぱり……。自分が望む最期について、患者の意思が尊重されないのは問題ですよね。ならば結果として、患者を苦しめてしまう。自分の思い通りに死ねないわけですから」

セデーションにおける主体性の問題は、今後、日本に求められる重要な課題であると、西は認めている。安楽死と違い、患者の願いでセデーションを施すことはできず、あくまでも医療者や家族の判断に委ねられてしまう。だが、西は、自らの専門分野に都合が悪い発言であることを知りながら、こうも語った。

「人生やりきったとか、ここで終わりにしたいとかいうポジティブな考えの下《もと》に安楽死があることも知りました。そういう考えが浸透して、日本でも安楽死が必要だという議論であれば、私は認めてもいいと思う」

終盤の議論は、日本人が明確な意思で、自らの死を判断できるのかという部分に関心が集まった。人目を気にしたり、家族に迷惑をかけないために死を選ぶ日本独特の価値観を前に、安楽死の法制化は難しいと、私は訴えた。これにも、汗を拭いながら頷く人たちがいた。

鼎談を終える前に、私はもう一度、聴衆に確認したかった。

「安楽死に賛成という方は、挙手をお願いします」

2時間前とは大差があった。この時は、数えられるほどの手しか挙がらなかった。

これを見て、私なりに納得できたことがある。現状の日本で、話し合われるべき点が、大きく二つに分けられるということだ。

一つは、安楽死と尊厳死の違いを、もっと国民に理解してもらうこと。そして、もう一つは、「安らかで楽な死」は、安楽死だけでなく、緩和ケアでも実践できることを知ってもらうことだ。

翌日、幡野の密着ドキュメンタリーを作るため、高願寺でもカメラを回していたNHKエンタープライズの番組ディレクター・大島隆之から、〈昨日、西さんも仰っていたように、若い世代の中からは、自分の価値観を持って、他者は他者、自分は自分、という線引きができる人も増えてきているのではないかとも思っています。一足飛びに安楽死を、というのは、まだまだ「死」を巡る議論が未熟な日本では拙速なのではないかと取材を進めながら考えていますが、幡野さんの模索を通して、見ている人がそれぞれ考えられるような番組を作って行ければと思います〉というメッセージを受け取った。彼の父親は肺癌で、幡野が通う東海大学医学部付属病院で亡くなったという。

世のため人のためばかりに生きる日本人が疲弊を伴うだろうことは、欧米社会で暮らしてきた私にはよく分かる。若い世代を代表し、生きる姿勢を世に示す幡野に共感する人たちが多いことも頷ける。そうした新たな傾向の死生観について、私は取材したかったのだ。

幡野、西との鼎談を終え、私はスペインへ戻った。

そして末期癌患者の吉田淳とファミレスで会ってから約3週間が過ぎた7月31日、バルセロナにいた私に、彼から一通のメールが届いた。体調に変化が起きたら連絡をもらうことになっていたため、不吉な予感がした。

先日は、面会ありがとうございました。お会いできて嬉しかったです。

前回、お話しした通り現在はディグニタスに医療関係の書類を送り、その返答を待っている状況です。しかし、ひょっとしたら、その返答を待っている時間がないかもしれません。

病状的に私に残された時間は、とても少なく、現在友人に会うなど最期に向けての様々な準備を始めました。

私としては、できるだけ早くにスイスに行きたいと思っているのですが、これからは病状等を見極めなきゃなりません。早く認められても多分、ギリギリの判断になると思います。

宮下さんにはいろいろご配慮いただき、またお世話になり、希望をいただきました。ディグニタスから返答が来たり、こちらの病状がさらに変化した場合は、また連絡いたします。本当にありがとうございます。

私はそれを「別れのメール」だと読み取った。彼に残された時間はおそらく短いのだろう。3回の面会で、何度も繰り返し口にした恐れが、ついに現実のものとなってしまったのだ。体力が衰え、スイスに行くことも困難になっているに違いない。ディグニタスからは、まだ自殺幇助日の予約を取れていなかった。もし取れたとしても、そこから数ヵ月は踏ん張らなくてはならない。

これが安楽死の現実だ。世界で唯一、安楽死目的の外国人を受け入れるスイス（オランダでも在留資格を持つ外国人ならば安楽死可能）だが、国がスイスから離れるほど患者たちの希望が叶う確率は低くなる。隣国のドイツやフランスであれば、書類申請のための翻訳作業も省け、移動も車だけで十分可能となる。ディグニタスの統計（2020年12月31日時点）で、両国の総実施者数がそれぞれ約1400人と400人に上るのは、こうした地理的な事情が大きく関係している。

アジア諸国からの実施者数が低いのは、欧米とアジアの死生観の違いだけではない。物理的な距離と時間が弊害となってしまう。だからこそ、「ディグニタスに行って安楽死したい」と公言する著名人たちは、こうした実態を知らない日本の安楽死希望者たちに過度の期待を与えてしまっているのではないかと感じてしまう。理論的に安楽死はできるが、そこに辿り着くには、気の遠くなるような時間と労力を費やすことになる。私は残された貴重な時間をそこに割くことに虚しさを感じていた。

吉田のメールに対し、元気を与えられる返事を書きたかった。

〈吉田さんには吉田さんなりの「人生のあり方」があるのだと思います。そこに私が首を突っ込むことはできません。ただ、私を通して、少しでも安心できることがあるのならば遠慮なく言ってほしい〉

最後に〈大変だと思いますが、頑張ってください〉と綴った。

どうしても、私は、「頑張ってください」という言葉を投げかけてしまう。それは、私が現時点で健康であり、死を意識していないからかもしれない。希望を持てない人に対し、その励ましの言葉が、時には逆効果をもたらすことは知っているが、この言葉なしに日本の社会は成り立ち難い。「頑張る」にあたる正確な言い回しが、少なくとも私が操れる言語にはないが、それがあれば、欧米社会でもだいぶ便利な気がする。

その後、吉田からの返信はなかった。読んでくれたのか否かも、知る術《すべ》がなかった。メールを出してから彼の存在は、常に頭の隅にあった。しかし、次第に別のことに時間を割かれていった。急展開を見せる小島ミナの取材だ。

第四章

焦りと混乱

1

新潟で小島ミナを取材した1週間後、私は滞在していた大田区のアパートで、数年前から患っていた唾石症《だせきしょう》が朝方に突然悪化し、緊急入院する羽目になった。

唾石症とは、唾液腺（主に顎下腺《がくかせん》）に石ができ、放置すると腫れ上がり激痛を伴う病気だ。以前、直径2センチあった石の摘出手術を受けていたが、数年経ってまた再発してしまった。

東邦大学医療センター大森病院（同区）の救急救命センターに真夜中に駆け込んだ。腫れがこれ以上続けば気道が締め付けられるため、首を切開すると言われた。

ミキサー食を毎食提供され、それを喉に流し込む病院生活を6日間過ごした。入院中の10月1日未明、大型の台風24号が関東を襲った。ガンガンという乱暴で不快な音を聞きながら、古い病棟の窓ガラスが割れることがないか不安な時を過ごした。3時間後、ようやく暴風が収まると、小島の記事が掲載された「女性セブン」を手に取った。

記事は、超高齢化社会の日本で「人はどう死ぬべきか」という議論を避けては通れないといったコンセプトのもと、小島の以下の言葉が紹介されている。

「死にたくても死ねない私にとって、安楽死は〝お守り〟のようなものです。安楽死は私に残された最後の希望の光なんです」

「……私のような状態になった人間にあなたはどんな言葉をかけますか？『がんばって生きて』とも『死んでくれ』とも言えないでしょう。かける言葉がないと思うんです。

そういう人間がどう生きていけばいいのか。世の中の病気でない人たちにも、少しでも考えてもらえるようになればと思います」

ページをめくりながら、彼女のことを思い浮かべていた。

すると翌朝、彼女からのＬＩＮＥ上に、次のメールが貼り付けられていた。週刊誌を読んだ小島の友人が彼女に宛てた、感想のメールを私に転送してきたようだった。

〈私がここで気持ちを述べるより、この記事を一人でも多くの人に読んで貰いたい。（中略）安楽死を望む人は弱い人ではありません。そこに光があれば……その光に辿り着くまでの人生が変わって来るのだと思います。ミナさんのこの記事は大変大きな一歩です。お涙頂戴は嫌いでしたよね。でも、泣いちゃったよ。多くの人に考えて貰いたいね！〉

この友人の感想に、小島は、自らの言葉を添えていた。

〈この内容は何よりも嬉しかったし、また記事を書いて下さった方々に是非とも伝え

なければと思いました。本当にありがとうございました〉

途中で転院した横浜市立大学付属病院で唾石の摘出手術を終えると、私の体調は瞬く間に回復した。翌朝から、またすぐに仕事に取り掛かることにした。この頃には終末期医療を取材する複数のメディア関係者から連絡が届くようになった。

その中の一人が、NHKディレクター・笠井清史（53）だった。

終末期医療をライフワークとして取材し続けてきた彼は、拙著を読み、安楽死についてなにがしかの意見交換をしたいようだった。初めて待ち合わせたのは、10月15日である。場所は新潮社ビルの前だったが、笠井はわざわざ渋谷から神楽坂まで足を運んできた。

私が知るマスコミ関係者の多くは、待ち合わせる際に、彼らの都合の良い場所を指定する傾向があるが、笠井はこちらの負担にならないことを優先してくれたようだった。

彼が目指していることは、もう一度、日本で安楽死問題を正面から取り上げることだった。2000年、「NHKスペシャル」で安楽死を特集して以来、NHKが大型番組でこの問題を掘り下げたことはないという。

公共放送という立場で安楽死を取り上げることのハードルの高さは理解できる。90年代後半から現在に至るまで、安楽死は日本の医療界のタブーとされてきた。

95年、世界でも稀な安楽死を巡る判決が、日本で下された。事件は91年、前章で紹介したが、写真家・幡野広志が通院する東海大学医学部付属病院で起きた。当時34歳だった医師が、患者家族から治療中止を要請された。当初は応じなかったものの「患者が苦しむ姿をこれ以上見ていられない」との度重なる訴えを受け、筋弛緩剤を打ち、死に至らしめた。医師の手による日本初の「安楽死事件」として、大きく報道された。医師には、懲役2年・執行猶予2年という有罪判決が下された。事件発生から裁判に至るまで、医師は様々な批判を浴び続けた。私は前著の取材でこの医師にも会いに行ったが、安楽死に関する法制度やガイドラインが曖昧《あいまい》な状況で、彼は安楽死を施すという行為に及んでしまった。患者の死後、一方的に裁かれた彼には、同情の念を覚えた。

横浜地裁の判決では、安楽死が認められるために必要な四要件を公表している。

（1）耐え難い肉体的苦痛がある。
（2）死が避けられず、その死期が迫っている。
（3）苦痛を除くための方法を尽くし、代替手段がない。
（4）患者本人が安楽死を望む意思を明らかにしている。

これは当時としては世界的に見ても、画期的だった。法律でない以上、グレーゾーンには違いないが、それでもこの四要件を満たしていれば、刑法に触れないという見方もできる。

だが、これ以降、安楽死を巡る医療界の議論は、一向に高まらなかった。医師の有罪判決という結果を受け、現場の医師らが萎縮したというのが一つ。もう一つは、緩和ケアが進歩し、終末期の痛みをコントロールできるようになったため、安楽死の必要性が薄れていったことも考えられるだろう。

「NHKスペシャル」や「クローズアップ現代」の制作に携わる笠井は、本人の意思に基づく「尊厳ある死」とは何かについて、視聴者に考えてもらう番組を作りたいと語る。

65歳以上の高齢者が3500万人を超え、介護の担い手や療養施設の不足といった問題が噴出しつつあるなか、終末期医療への関心も高まっている。NHKに限らず、様々なメディアがこれまで扱えなかった「最期のあり方」を考察するための題材を模索しているように私は感じていた。

各国の安楽死の状況を伝えると、笠井は可能ならスイスの安楽死現場も取材してみたいという。参考になればと思い、「女性セブン」の記事を渡した。すると笠井は翌日、小島ミナに連絡を取りたいと電話を入れてきた。そして私は小島にその旨を伝えた。

笠井と会った翌日の10月16日、日本を発った。

バルセロナに到着すると、すぐにＬＩＮＥ上に小島からの返事が来ていた。

宮下さんの容態が気になっており、お伺いのラインを送ろうとしたところ、風邪をひいてしまい少し寝込んでおりました。そんなときに、先にご連絡を頂くなんて、恥ずかしさ１００パーセントかな……。体調ご回復のようで何よりです。バルセロナにもお戻りになられたようで何よりです。良かったですね。

さて、クローズアップ現代やＮＨＫスペシャルは私もとても好きな番組です。取材を受けることはやぶさかではないのですが、私、宮下さんたちから取材を受けたときから、さらに構音障害が進んだんですよ。じつに聴き取りづらいというか、話しづらいというか……。ですから、私の話からはなかなか要点を得ることは難しいと思いますよ。

安楽死に対する思い・考え、多系統に関する思い・考えは拙ブログに書いてあります。それにお目通しいただき、その上でさらにわたくし本人に会う気がおありでしたら、どうぞ。宮下さんのご健康、ご活躍を日々祈っております。

小島からの文面はいつもこちらへの気遣いに満ちたものだった。他人の病気を心配したり、お礼を述べたりしている余裕など、本当はないのではないか。彼女のメッセージを読みながら、どこかしら、気まずくなる思いがあった。

私は小島の連絡先を、笠井に伝えた。

2

彼女はブログに、死生観や多系統萎縮症、安楽死への考えはまとめてあると言った。それらにまつわる部分をここでもう少し抜き出してみる。

まずは橋田壽賀子著『安楽死で死なせて下さい』への感想（投稿日　2018年1月12日）である。

私はこの本について、疑問を呈したことがある。「人に迷惑をかける前に死にたいと思ったら、安楽死しかありません」という橋田の一節に象徴される、自らの死への動機に「人への迷惑」をあげる姿勢に対してだ。あくまで個人の権利として「死ぬ権利」をかかげる欧米とは逆の志向で、実に日本社会的な観念だと思った。

小島はどう読んだのか。まず小島は、「安楽死を要望するその人本人の意志が最も大切」という橋田の意見に賛同しつつ、微妙なズレについてこう述べている。

橋田女史の場合はそこに高齢者であるということも付帯条件として提案されていますが、私は高齢者と限ることはなく、本人が安楽死を望んでいるか否かに、もっと着目すべきだと考えます。

この本人の意思確認として、女史は本人が認知面で問題を抱えていない時に、医師や弁護士を中心としたチームで安楽死の是非を討議して貰いたいとしています。チームにはソーシャルワーカーや心理カウンセラーなども含まれています。

この安楽死の許可に関しては難しさが付いて回ることだと思います。本人の意思確認をチームで行うにしても、人の心の核心というのは、やはり本人でないと判らないという面がありますから。

高齢者であるか否かは問う必要がないという意見については、小島はこうも述べている。

私は約二年半前、病気を告知されたとき、余命宣告は受けませんでしたが、余生宣告、これからの人生どのようになっていくのか、おおかた宣告されたと思っています。

橋田女史も90の大台を通過し、今後の余生にほぼ予想がついているんでしょうね。

彼女と私は、《余生》にあまり期待をしていないという点は共通しています。つまり、死への距離というのは二人ともそれほど長めには見ていないということですが、「TVタックル」での発言しかり、この本のある部分でも感じましたが、死という出来事に対する温度や感じ方に違いがあるようだと解釈しました。

ここで小島が指摘した橋田のコメントとは、同時期に橋田が出演した討論番組での一コマのものである。安楽死についてビートたけしや爆笑問題の太田光といった出演者が様々な見解を述べるなか、実際に安楽死に導かれる外国人患者の様子を記録した映像を流したあと、橋田は次のような趣旨の言葉を述べたという。

「私が知らないうちに処置してもらいたい。これを飲んだら死ぬとか、これ（注射）を打ったら死ぬと分かって、自分では指示を出したくない」

再び小島のブログを続ける。

死という事象の温度を仮に100℃としてみましょう。私はこの病気に罹患したことによって、80℃ぐらいには感じられるようになりました。しかし橋田女史はせいぜい50℃ぐらいしか感じていないのではないかしら…。生意気なようですが、そのように感じました。

安楽死へ導く致死量のクスリを自分が知らないうちに医師から体内に送り込んで貰いたいだなんて…確かに自分の精神面は楽かもしれませんが、医師に責任を押し付けてしまうことになりかねません。

遺族と医師の間でいざこざが起きそうで、それも不安です。

私には苦痛と苦悩が確実に待っています。それを排除もしくは軽減することができるのなら、自分でクスリを体内に取り込む指示を出すことぐらい平気です。


小島と橋田の安楽死観の違いは、自らが望んで決断するのか、他者が望むゆえ決断するのか、といった点にあるように思った。自らが望む限り、その結果、生じる痛みや責任は本人が負うべきだというのが小島の考えだろう。医師の立場にも配慮していることには着目したい。

痛みは避けたい、死ぬ間際の恐怖も避けたいという橋田の考えには、他者の「迷惑」にならないために死を希求しているという観念が横たわっていると思う。

迷惑かどうか、それを判断するのはやはり本人です。

女史の場合と私の場合では、介護者をこの場合の対象として言っていますが、迷惑かどうかは介護当事者自身が判断することではないでしょうか。

私も、正直、下の世話や食事の世話を人から受けたくはないです。迷惑をかけて申し訳ないと思います。

しかし、迷惑かどうかは、やはり患者が決める事ではないと思います。

介護を受ける立場としては、下の世話を受けながら、果たして自分はそれでも生きたいという願望を持っているのか、自分の気持ちの確認が必要だと思います。


日本人は迷惑という考え方を、どの国民よりも気にして生きている。それ自体は悪いことではないが、周りがどの程度迷惑と感じているのかを正確に知ることは難しい。小島がそこまで理解を示した上で、安楽死を考えていることは驚きだった。

では、小島が言う「自分の気持ちの確認」とはいかなるものなのか。以下のブログからその一端は想像できると思う。

【2018年6月4日　「死への歳月」】
この病気は症状がさまざまなように、罹患者によっても考え方は違う。私は自分の考えから誰かに影響を与えたいとも思わない。人には人それぞれの考え方が

あるのだ。

思うに死を迎えるのに大概はある程度の期間を要します。その期間とはおおよそアンハッピーな時間ではないでしょうか。もちろん、現実を受け入れ、死に対峙した本人も周りの人も心穏やかに時を過ごしている場合もありますが。葛藤ですが、少なくとも、大なり小なりそんな心穏やかな時期を迎える前に、葛藤の時期があったのではないかと思われます。また、即死とか、あるいは眠るように息を引き取るとか、そういう死に方は苦しむ期間・時間が短いです。

他の病気について、ほとんど知識もありませんから、比較はできません、が、この病気に関してはアンハッピーな期間が長すぎます。それを「命には別状がない」として、安易に振り分けてもいいのでしょうか。

苦しくても、命があればいいのでしょうか。

【7月13日「集約したタイトル」】

色んなブログを見ています。どれも心の襞《ひだ》・喜怒哀楽を刺激してくれます。難病の方、特に同病の方のブログを多く拝見していますが、ある方のブログの題名はこの病気を持ってしまった者の人生を集約していると感じました。

《脊髄小脳変性症だけど生きていかなきゃね》

この題名を初めて見たとき、二年半以上も前ですが、心がズーンときたものです。
同意しているわけじゃぁない。同意ができないから困っている。
でも、これが現実なのかなぁ……。
生きていかなきゃいけないのかなぁ…

6月4日のブログ「死への歳月」は特に反響があったようで、ブログを通じて交流をもつことになった脊髄損傷や難病患者からのコメント欄への書き込みやメールが相次いだ。
その中には「1年後でも明日でも苦しみから解放されるなら死神と契約したい」といった声もあれば、一方で「這ってでも生きる」といった声もあった。

【8月9日　「胃瘻と気管切開と生きること　part2」】
私、胃瘻も気切（気管切開）もするつもりはありません。しないつもりです。
今すぐに死んでも構わないという言葉には、えっ、それはちょっととビビり…
這ってでも生きるという姿勢に対してもビビり…
生きていくことにも死んでしまうことにも両方にため息をついてしまう私です

が、胃瘻と気切はしないつもりでして、姉や義兄にもその旨伝えてあります。

これは、病気を告知されたとき、いえ、三十代前半のときから、毎年正月には長姉と互いに《今年もしも倒れたら、そして死んだら》について話すことが恒例だったのですが、2人とも延命はしないということと、密葬でと、共通していました。

医学の進歩や難病罹患者のQOL向上などもあって胃瘻は必ずしも延命目的だけとは限らなくなりましたが…。

元旦からこんなことを話す中年の姉妹って、何だか薄気味悪いですけど、毎年正月にはお互いの《もしもの場合》の希望を確認し、確認した後は何食わぬ顔でお雑煮とかをペロリと食べたりしていたのです。

人生には何が起こるか判らないですから…

奇《く》しくも私に多系統という難病が降りかかるとは姉も、また私自身も予想だにしていませんでした。

本当に人生って判らないです。


その3日後、小島は安楽死という選択を隠さず、書くようになっている。

【8月12日「胃瘻と気管切開と生きること　最終編」】

安楽死がなんとかできないか自分なりに足元を固めています。足元を固めるったって、柔らかな土を踏み固める脚力も無いのですから、苦労は目に見えてます。ヨタヨタでもうまともにたてないですからねっ。安楽死についても触れようかと思ったのですが、それは地固めがいよいようまくいきそうになったら、記事にしようかと思います。

とにかく、私には時間がないという焦りがいつもつきまとっていて…日に日に弱っていく、自分の身体の部位に驚愕しながらも、安楽死に興味を注いでいます。(中略)もう、私はお腹いっぱいなのです。生気が足りないと言われるかも知れませんが、私の人生という胃袋はもういっぱいでパンパンです。以前ふり幅が大きいと記事に書いたことがありますが、いいことと悪いことそれぞれがなかなかガツーンと来るものだったのです。

その詳細を詳しく書くことはしませんが、コッテリ濃厚なものばかりを食べ続け、少し食傷気味かもしれません。(中略)まだまだできることがあるという考え方もありますが、それって結局、日に日に引き算をしていくんですよね。あれも出来なくなった、これも出来なくなった…出来ていたことから、出来ないことが引かれていくのです。引き算をしていく日々って淋しいものです。

引き算をしていけば、どうしたって減っていくのですから…

私が小島と初めて会う4日前の9月16日には、より前のめりな姿勢で、安楽死を望む文章を綴っている。

【9月16日「安楽死のタイミング　物事、タイミングは大切①」】

物事には「今だ」というタイミングがあります。成功するか・失敗するか、それが内容云々以前にタイミングが結果を分ける場合が多々あります。

実は私、安楽死を施してもらいたいと、スイスのある団体に登録できないか、英文でメールを送ったんですわ。しかし、返信無し。読んだのかどうかも判りません。

わたしを登録してもらうことも、タイミングだなぁ、と独り解釈した次第。

【9月19日「安楽死のタイミング②」】

私はこの病気に罹る前から、もうかなり前の話ですが、安楽死というものに興味を強く感じていました。どちらかと言うと肯定的な見方をしていたかもしれません。

言い換えれば、だいぶ前から安楽死賛成論者でした。それがこの病気になり、ますます安楽死賛成派となりました。

しかし、安楽死に反対の立場をとる人がいるのも当たり前だと思っています。またどっちつかずで判らないという立場の人がいることも当たり前だと思います。

私はこの多系統という現在では完治の希望の無い病によって、もの凄く不自由な生活を強いられてます。どこにも出かけることなく、毎日窓からの景色を眺めています。

痛みを足・腕・首・腰などほぼ全身に感じています。話してコミュニケーションをとるという方法は難しく、レロレロ状態は殆ど末期でもの凄く無口になりました。何かをつまもうとするとやっとつまんだ物をブッ飛ばすし、キーボードを打てば誤字誤変換だらけで、指はカチコチで動かなくて…時間がかかってしょうがない。（中略）

（もうこのまま朝なんてこないで…）

と、私は現実にピリオドを打ちたがる傾向があるのです。

しかし、一方、私と同じ病に罹っている方でも、あるいは病種は違えど重い難病に罹患している方、病状がもっと進行してしまい壮絶な苦しみの中にいながらも《生きる》ことを諦めない方もいるのですよね。どちらがより正しいとか、そんな視点で見るのではなく、どちらも存在して然りだと思うのです。

私自身、《生きる》ことに対して決して諦めているわけではないのです。

ただ、テンコ盛りの苦痛を感じながら、周りの人間にも多大な労をかけ、生きていくその意味をどうしても見いだせないでいるのです。


彼女は生きることを諦めて安楽死を選んだのではない。様々な苦痛を抱えつつも生きることと向き合った上で、その意味を探し出せなかったと述べている。この二つには大きな違いがあるように思えた。

3

私がヨーロッパで生活する理由について簡単に触れておきたい。

スペインの大学院を修了し、現地の新聞記者を経験した20代から、南仏とバルセロナを拠点に活動してきた。フリーランスとなってからは仕事の選り好《え》みはしなかった。

自然と日本の出版社や新聞社から求められるのは、英語、スペイン語、フランス語圏の事件や出来事の取材になってしまった。現在もヨーロッパに留まるのは仕事上のためである。ただし、プライベートとして考えてみても、地中海性気候の暮らしが肌に馴染んでしまったとも言える。

この時期フランスでは、原油価格高騰の中、燃料税引き上げを強いるマクロン大統領に対し、28万人のジレ・ジョーヌ（黄色いベスト）が、各地で活発な抗議活動を繰り広げていた。フランスにも拠点がある私は、バルセロナからフランス国境沿いの町ル・ブルに向かう途中の高速道路で足止めを食らってしまった。個人の権利を勝ち取るためには、社会に迷惑をあたえようとも、とことん闘う精神がこの国には根づいている。

隣のスペインでは、独裁政権を敷いたフランコ総統の遺体を墓から掘り出して移転する政令に対し、抗議する運動が再燃していた。この取材には一度出かけたが、遺体を掘り出してまで、死者に罪を贖《あがな》わせようとする社会労働党の現政権に、疑問を感じてしまったのも事実だ。

欧米生活も25年を超え、社会に対する疑問を感じる瞬間が増えてきた。私は、徐々に原点に回帰しつつあるのか。祖国や故郷とは不思議なものだ。小島とのやり取りを重ねるなかで、日本人の死生観について、より深く考えるようになっていった。

ところで、小島からＮＨＫによる取材の了承を取ったＬＩＮＥには続きがあった。

先ほど紹介したメッセージの約1時間後、また別のメッセージが送られてきた。

わたくし事で恐縮ですが、先週水曜日にライフサークルに登録金を振り込みました。宮下さんにお会いした二日後くらいにメール返信が来ました。それでこちらがしなければいけないことをしたわけですが、宮下さんにお会いした二日後というのに、驚きを禁じ得ませんでした。

ひょっとして、宮下さんが何か口添えをしてくださったのですか……。入院はあとひと月足らずで、ここを出てそれからはスイスに向かおうかなと考えています……

小島は、私と会った二日後に、ライフサークルから返事が届いたことを喜んでいるようだった。彼女にとって本部からのメールは光明が差すような思いだったのだろう。この段階では会員登録料のわずか50スイスフラン（約5700円、1スイスフラン＝113円）の振り込みを済ませただけで、まだ自殺幇助に関する諸経費の支払いを行ったわけではない。小島は私が「何か口添えをした」と思ったようだ。この誤解だけは避けなくてはならないが、私はライフサークル側に対して何の仲介も行っていない。

小島は今、安楽死という選択肢を選ぼうとしている。たとえそれが叶わないとしても、NHKの笠井にとっては密着取材をすべき相手に映ったようだ。その点は私も同じである。

この頃から、小島、笠井、私の三人は様々な方法で連絡を取り合うようになった。とはいっても、患者の願いを叶えるためではない。小島を取材する側としての立場をわきまえていた。私の場合、すでに日本を離れていることから、直接、彼女への取材はできない。笠井からの連絡を受け、小島の動静を確認していた。

笠井は、幾度も東京から新潟までの往復を繰り返しているようだった。車椅子を押しながら水族館に小島を連れ出し、彼女が喜んでくれたことなども国際電話で伝えてきた。

小島は取材を受けることに迷いがあったというし、笠井とも衝突したことがあった。

小島はブログで〈カワウソ（筆者註・水族館観賞）の帰り道、スーパーに寄り、缶チューハイ2本とピスタチオを買いました。私は言いにくいことを言わなきゃで、お酒の力を借りようと決めたのでした。（中略）私の病室テーブルでディレさん（笠井）とさしで呑みました〉と綴っている。

「言いにくいこと」とは、小島が取材を辞退しようと思ったことだった。笠井もそこは引くわけにはいかない。二人の話し合いは平行線を辿ったが、結局、看護師にチューハイ片手に白熱する二人の姿を発見されたことで、病院側から大目玉を食らってしまう。

そのことをブログで、〈もしものことを考え、一見ジュースにしか見えない物を探したんですが、（中略）「ほろよい」と商品名が缶に書かれているのでした〉と修学旅行で校則違反がばれ、先生からお咎めを受けたかのような筆致で綴っている。小島と笠井の間に同志意識のようなものが生まれようとしていることが、ブログからも窺えた。

テレビのドキュメンタリーとは、極論すればワンシーンごとの絵が繋ぎ合わされることで作られるものだと思う。絵のつなぎ方、つまりは構成や編集といった部分に作り手側の意図が滲《にじ》み出る。しかし、一番問われるのは、絵の持つ強さと言っていいのではないか。強い絵は、時にそれ自体が意味を持ってしまい、一人歩きする怖さがあることは言うまでもない。

私はテレビ局の海外ロケのコーディネーターを務めることもある。取材者・被取材者という関係性にとどまっているだけでは、ありきたりの絵しか撮れないことも知っている。

相手の心を開き、自然な声を聞くためには、特別な関係を構築する必要がある。取材をしていても、相手にはそれを感じさせない関係と言えばいいか。これは、テレビの取材に限ったことではないが、映像の場合、被取材者の態度が、はっきりとテレビ画面に映り込んでしまうのだ。

笠井は、小島の信頼を得るため、時間と労力を惜しむことなく使っていた。取材者としての矩《のり》をこえるか、こえないかのぎりぎりのところで勝負しているように映った。国際電話で小島の様子を聞くたび、できるだけ笠井に協力したいと思うようになった。

ただでさえ安楽死という題材は、扱い方が非常に難しい。報じ方のバランスを間違えれば、あらぬ事態を招きかねない。笠井とは、慎重な報道のあり方について何度も意見交換した。

安楽死に対する考え方では、お互いに食い違う点はあった。しかし、異なる考えを持つ者が同じテーマを追うことで、日本の視聴者や読者に提供できることは多々あるのではないか、と思うようになった。

実はこの時期、私はNHK-BSの番組を請け負う別のテレビ制作会社からも、ライフサークル取材のコーディネートを頼まれていた。

BSで放映されるという、この番組の意図は、安楽死に携わる医師プライシックのもとを訪ね、国内外の患者がどのような思いから死に至ろうとするのかをレポートすることだった。

そのために、私は一時帰国中に何度も番組担当ディレクターの長友祐介らと会い、企画相談を行った。番組の放送時間は10分間しかなかった。安楽死の瞬間を放映するには、非常に短い。先にも述べたように強すぎる絵は、時に一人歩きしてしまう危険もある。

そこで行き着いたのは、「安楽死の瞬間ではなく、プライシック医師を軸とした患者や家族の葛藤の物語を撮りましょう」という結論だった。

11月12日から6日間の予定で、プライシックに取材日程を取ってもらった。

並行して、私は笠井の番組に向けてもプライシックと相談を重ねていた。こちらも同じく、安楽死という行為よりも、そこに向けた小島の思考の変遷を辿るはずだった。

一方、私が小島と直接やり取りしていなかった3週間、彼女はライフサークルと何度も連絡を取っていたようだった。その詳細は分からない。

そして、事態は思わぬ方向に進み始めていた。

4

事が動き出したのは、11月8日だった。プライシックがメールで、小島と交わした通信内容を私に送ってきた。その意図は分からなかった。

3月まで空きがないので、あなたの自殺幇助を行うことはできません。実行できないので、ディグニタスかエックス・インターナショナルを試してください。登録金ですが、支払われていません。もう少し、待ってみます。2週間以上かかることもあります。ガイダンスを送りますが、3月までは難しいということをご理解ください。（以下、プライシックからの英文メールはすべて拙訳）

後に長姉の恵子に訊くと「エリカ（・プライシック）先生からやっと返信がきて、登録してから数カ月ぐらいはかかるだろうと言われ、妹がちょっと落ち込んでいた」そうである。だから小島は、プライシックへの返信として、「来年3月まで自分の精神状態が持つかわからない」といった趣旨のメールを送ったようだった。

ライフサークルは、会員登録を済ませたからといって、団体側から日程を提案することはない。会員登録した上で再度、患者は自らの病状を伝え、その程度によってプライシックが返答するという仕組みだ。

「3月まで空きがない」というが、これは3月になったら自殺幇助が可能だということを意味していない。あくまで「3月以降に検討しましょう」ということで、まだ小島の事案に対して団体の審査すら行われていないのは言うまでもない。

プライシックの言うディグニタスとはすでに紹介したスイスの自殺幇助団体だ。エックス・インターナショナルとはスイス中西部・ベルンに本部を置く、もう一つの自殺幇助団体で、会員数はライフサークルよりやや少ない。公式サイトはドイツ語のみとなっている。

この期待外れのメールを読んだ小島は、ショックのあまりからか、私に連絡をしてきた。スペイン時間の正午前、携帯電話を開くと、小島からＬＩＮＥのメッセージが入っていた。約一カ月ぶりの連絡だった。

> ライフサークルについて少しお聞きしたいことがあり、それとお伝えしたいことがあって、お忙しいとは存じますが、少し私にお時間をください。
>
> ライフに安楽死の希望時期をメールしたんですが、一カ月後というのはやはり早いのでしょうか。(中略)でも返信は3月まであなたを手伝うことはできないと…つまり来年の3月まで私に安楽死を施すことはできないと。やってもらえるだけ良いのかもしれませんが、私としては来年の3月では遅すぎると感じているのです。
>
> 英語での言葉のやり取り・メールというのはやはり不便です。思ったことを直ぐに言葉で書けないという不便、身に沁みています。

焦りと不安を感じる文章だった。私へのＬＩＮＥに並行して、小島はプライシックに以下のようなメールを英文で送ったようだった。

この国には生きる自由はありますが、死ぬ自由についてはとても不便です。貴団体は私のような人間にとって、とても大事な存在です。（中略）日本の大手銀行からは50スイスフランを送りました。私の身内は安楽死に賛成しています。病気の進行は早く、急を要しています。ほとんど寝たきりです。声もあまり出ません。私は貴団体で安楽死を遂げたいのです。

私は小島にどう連絡しようかと考えていたら、再びプライシックから小島に宛てたメールがＢＣＣ（メール内容を複数で情報共有するための機能。ただしメールを受け取った受信者〈この場合は小島〉は他に受信者がいることは分からない）で送られてきた。つまりプライシックが小島に宛てたメールが、私にも情報共有された。

次の提案を検討していただけますか。

緊急であるのなら、ヨウィチ・ミヤシタが取材に訪れる来週の木曜日（11月15日）に来ることは可能でしょうか。その際に、われわれのメディカルチェックの面談と自殺幇助の一部を、彼に取材させてもよろしいですか。となれば、11月13日の午後、スイスにいることはできますか。まだあなたのレポートがありません。もうメディカル・レポート（医師の診断書）とパーソナル・レターは送りましたか。出生書類は、後に手渡しでお願いすることになります。もう一つの候補は、12月1日ですが、こちらは可能性が低いかもしれません。

驚いた。そして混乱した。13日とは、わずか5日後のことだった。プライシックはパーソナル・レターを送れと言っている。小島のカルテなどの正式な審査もしていないということだ。それなのに、なぜこれほど早く事が進んでいるのか。

プライシックのメールには私の名前が記されていた。私の取材のために自殺幇助日が設定された、と読める。だとすると、小島の死期を早めているのは、私というジャーナリストになってしまう。

何よりプライシックは誤解している。私が、長友との取材でお願いした内容は、小島のドキュメンタリーでも、そもそも自殺幇助の現場取材でもない。スイスにやってくる諸外国の患者の葛藤を撮影するというものだった。

彼女は、長友の番組と笠井の番組をごちゃ混ぜにしてしまっているのではないか。そうだとしても、われわれの取材のために小島の自殺幇助を1週間後に早めるなんて無茶苦茶だ。

さっそく笠井に連絡すると、彼もまた動揺し、声を震わせた。

「えっ？　来週に？　それは信じられません。いくら何でも、それはあまりにも早すぎます」

私たち取材者よりも、本人が一番、驚いたことだろう。小島はおそらく、13日は間に合わないとみて、もう一つの候補日12月1日にしてくれるよう頼んだのではなかろうか。

小島が返信したと思われるメールに対し、プライシックは11月10日に返信している。この辺りのメールは、すべてBCCで私も受け取っていた。

ミナさん、12月1日土曜日はダメですが、11月28日木曜日は大丈夫です。ですので、11月26日火曜日の夕方にはバーゼルにいてください。

それでよろしいですか。われわれの唯一の可能性です。

今度は小島からプライシックへのメール（11月12日、原文は英語）。

お返事ありがとうございます。私の急なお願いに応えてくださり、感謝しています。バーゼルに26日に入り、28日に安楽死の施行をしていただくことは可能です。何度もやり取りしていただき、ありがとうございます。それでは、28日に私は死ぬことができますね。ありがとうございます。

その2時間後のプライシックから小島への返信。

もちろん大丈夫ですよ。11月26日到着で、28日に死ぬことができます。コリーヌ・ボン（秘書）が現状の書類と、何が足りないかをチェックします。メディカル・レポートはもう送りましたか。別の医師に提出しなくてはなりません。パスポートのコピーと出生届は28日以降でも構いません。

このメールに小島はどれほど安堵しただろうか。恵子から当時の小島の様子を後に聞いた。お見舞いに行った際の一幕だ。

「（返事が）きたんだよ、11月28日だってさ」

平然と語る小島に恵子は言葉を失ったという。さらに――。

「でね、それでも、私はいいですよ、と先生に送ったの。だってそれ以上過ぎてごらん。私も体が動かなくなっているかもしれないし、それを断ったら今度いつになるか分からないでしょ」

5

11月12日、私はバルセロナを発ち、スイス・バーゼルに降り立った。3カ国にまたがるユーロ空港は厄介で、出口を誤れば入国地が異なってしまう。間違ってフランス側に出てしまうと、スイスに入れない。鉄格子があって通り抜けできないからだ。しかし、もう慣れてしまった。

2時間ほど早く到着していた長友が、スイス側出口のカフェでパソコンを使っていた。疲れた表情というよりも、ここから気持ちを引き締めて取材に取りかかろうとする意欲が見て取れた。

空港から、市内まで空港バスを使った。およそ20分で中央駅に到着する。カネンフェルト公園を抜け、シュパレンリング通りに入ると、右手の細道を覗いてしまう。初めて来た真冬のバーゼルで、自殺幇助に立ち会った旧施設がそこにあるからだ。

中央駅からは、路面電車に乗る。国が豊かであるからか、切符を購入しないまま乗車しても、検札に来ることはまずない。

町中を歩くと、チーズフォンデュ専門レストラン、高級腕時計店、葉巻専門店といったセレブの多い街特有の雰囲気が漂ってくる。

マルクト広場にある市庁舎から、ライン川に架けられたミットラレ橋をゆっくりと歩いた。橋のたもとにホテルがあった。とりあえず今回は、NHK-BSで放送するドキュメンタリーの取材である。

プライシックと待ち合わせたのは、市内のレストランだった。われわれが先に到着して待っていると、遠くから彼女がスーツケースを引っ張って歩いてくるのが見えた。

「旅行から戻ってきたんですか」と私が尋ねると、意外な答えが返ってきた。

「病院からよ。入院していたの。ちょっとした疲労で点滴を打っていたのよ」

病状については語りたがらなかった。私もあまり突っ込んで聞かなかった。見た目は元気そうだし、スーツケースを持って病院を出てくるくらいだ。そこまで心配する必要はなさそうだと思った。

プライシックは長友との取材の段取りについて、淡々と話を進めていた。

私は、事前にメールで「今回の（長友との）取材では、ミナの話は絶対にしないでください」と伝えていた。先ほど述べたように、プライシックは、NHK－BSの長友のドキュメンタリーと、NHKの笠井の小島ミナ密着取材を混同しているに違いなかった。ただでさえ、同じNHKの取材で、ともに私がかかわっていることもあり、多忙なプライシックが混乱したのも無理はなかった。

今回の取材で、小島ミナのことを話し始めると、それこそ取材の段取りも狂ってくる。また、小島ミナの話題は公になる日本人初の安楽死事案とあり、この時点で情報が広がるのは避けたかった。

プライシックは、「分かったわ、ヨーイチ。そのことは口にしないわ」と約束してくれた。そして、取材の合間に、これだけは確認しなくてはならなかった。

「ミナの幇助日を早めたのは、私のためだったんですか」

その時、彼女の目が一瞬、ピクリと動いた。その答えは、丁寧に返ってきた。

「あなたがそれを気にしていることは分かっている。だけど心配いらないわ。これはあくまでも、私とミナの間の取り決めですから。突然、時期が早まったのは、予定していた患者さんが亡くなってしまったため、空きが出たからなの。だから大丈夫よ」

この言葉を聞けて、私は安心した。万が一、彼女が「あなたのため」と言っていれば、私は、すぐにでも取材を中止しただろう。私が介入してはならないことを、彼女には何度も説明してきたつもりだったからだ。

私はその6日間、長友から与えられる仕事に徹することにした。

安楽死に挑もうとする患者たちの葛藤の様子を撮るのが目的だった。スイスには日本から私にメールをしてくる多くの安楽死希望者の文面を見れば分かるが、「安楽な死」が待っていると勘違いしている人が多い。しかし、実際にスイスに渡ってくる患者も、様々な葛藤を抱えている。本当に安楽死でいいのかと迷う患者もいる。そうした心の動きを映すことで、安楽死の実相を日本人の視聴者にも知ってもらいたいと考えた。その方向性は正しく、嘘はどこにもない。だが、始終、長友には隠しごとをしているようで複雑な思いだった。私は、心の中で囁いた。

——長友さん、実は、もうすぐ日本人が初めて安楽死をするかもしれないんです。

長友は、短期間ながら自殺幇助の施設を訪ね、プライシックのインタビューを長時間収録し、自らベッドに横たわって安楽死の疑似体験を試みた。自殺幇助を望む多発性硬化症の女性患者宅を訪問したり、スイス人への街頭インタビューも毎日、行ったりした。

ライフサークルでは、プライシックを始めとする三人の医師が、週2回の自殺幇助を行い、既述の通り、年間80人前後の患者が他界する。会員登録し、バーゼルまで辿り着けば、安楽死を叶えられるとの誤解があるかもしれないが、最終面談で自殺幇助が断られることもある。

今回、偶然にも取材でそうした場面に居合わせることになった。

あるドイツ人女性は夫に付き添われながら、スイスにやってきた。自殺幇助の前日、プライシックとの面談が行われた。

患者は、事前にライフサークルに申請していた心疾患の症状だけではなかった。鬱病も患っており、その治療が施されていなかったことも明らかになった。

そして患者の子供からも、数日前、プライシックに電話が入っていた。

「母は死ぬべきではない。先生、なんとか止めてください」

面談の結果、医師は患者の生命を絶ってはならないと判断した。生きる可能性が残っている患者に自殺幇助はしない。これが、プライシックのポリシーだった。

診断書や自殺幇助動機書をチェックし、団体側は予定日を決め、バーゼルに呼び寄せる。つまり呼ばれることのない患者は、そもそも自殺幇助を受ける条件を持ち合わせていない。

スイスに来て、プライシックとの面談にまで辿り着ければ、自殺幇助が決行されると私も思っていた。しかし、そうはならなかった。

長友が作ろうとしていた作品の方向性が定まった。誰もが簡単に安楽死を望めるわけではない、というものである。目指していた番組の材料は、ほぼすべて揃った。

年が明けた1月20日、NHK-BS1の「地球リアル」というドキュメンタリー番組で、「生と死と向きあう～スイス　ある医師の葛藤～」として放送された。10分間の短いドキュメンタリーではあったが、視聴者の想像を良い意味で裏切る展開になったのではないだろうか。番組は好評だったようで、「長尺番組として安楽死を扱う可能性も見えてきました」と、長友は電話口で喜んでいた。

6

スイス滞在中、日本人女性・臼井貴紀《うすいきき》とのアポイントが予定されていた。11月初旬に送られてきたメールがきっかけだった。大手IT企業に4年半勤めた臼井は、2018年10月に独立し、これから新規事業を立ち上げたいという。それも日本人の最期をサポートするアプリケーションを開発したいという相談だった。安楽死も含めた斡旋《あっせん》事業で、そのアプリ名も「おくりびと」を予定している。

以前にも、海外在住者から日本人の安楽死をサポートしたいという趣旨のメールを、私は受けていた。日本人の苦手とする英語の翻訳業務を行い、スイスへの申請を手助けしたいというもので、その手の事業に需要があるかを尋ねられた。漠然としたメールだったので返事をしなかったが、臼井のそれにはより具体的な事業案が添付されていた。

〈15の質問に答えるだけで、自分の理想の最期がわかり、その最期を迎えるための準備が簡単にできます〉

〈各ユーザーの年齢、健康状況、望む最期（A～C）から最適なソリューション、アウトプットを提供します〉

Aには「1％でも可能性があれば延命したい」、Bには「苦しまずに最期を迎えたい」、Cには「今すぐ楽になりたい」といった、患者目線での選択肢から具体的な対応を模索している。そして、これらのソリューションを国内だけに限定せず、必要に応じてスイスの団体への登録や渡航支援を担うサービスを提案していた。

患者の置かれている環境や本人の意思に従い、安楽死なのか尊厳死なのか、あるいは緩和ケアなのかなど、アプリケーション機能が終末期の最善策を導き出すという仕組みだ。「周囲に迷惑をかけずに死を迎えるためのサポート」とも説明されている。いかにも今風で効率的なアイデアだった。

臼井は、私とプライシックそれぞれに、この事業についての相談をメールで行っていた。彼女は、私がちょうどバーゼルでの取材を控えていることをプライシックから聞いていたようだった。プライシックは悪気なく情報共有する癖があることを、私は経験上、知っている。

とにかく臼井のメールからは、積極的な印象を受けた。どこにでも行く、というのだから。

〈私自身、安楽死自体の是非の議論は残るものの、選択肢としてあるべきだと現時点では思っています。もし会っても良いと思ってくださった場合のお会いの仕方ですが、日本でもスペインでもスイスでも構いません……〉

熱意溢れる臼井の態度は認めるが、長友の仕事で時間が取れないことも予想していたし、何よりもプライシックをこれ以上、混乱させてしまうことが気になっていた。

また、人間の最期をアプリケーションで簡略化し、それをビジネスに繫げることには納得できなかった。そもそもIT系の仕事の手助けなど、私にはお手上げである。

臼井の提案に積極的になれない旨を伝えると、最初のメールから3日後、臼井から「自分本位でした」との返事が届いた。だが、さらに3日後には、「エリカさんと15日にお会いできることになりました」と、スイスへの渡航を決意したと伝えられた。

プライシックがそう判断したのであれば、それは私が関与することではない。二人の間で事業なり開発なりを進めてもらえばいいと思った。

長友との取材中、プライシックは「キキ（臼井）が来ると言っているけれど、一緒に取材現場を見てもらったらどうかしら」と私に問いかけた。半信半疑だった私は、

「彼女の事業にあまりいい印象がないんです」と答えた。すると、プライシックは不審そうな顔つきで私を見た。

「どうして。私はなかなか面白いアイデアだと思うわ。是非、彼女と話をしてみたいのよ」

長友と自殺幇助施設の中で撮影を行っている最中、臼井が到着した。

水色のセーターに、黒いデニムパンツ、紺色のロング丈のダウンコートを着た、見るからに快活《かいかつ》そうな女性だった。

私たちの撮影を邪魔しないよう、奥の席から眺め、プライシックのインタビュー中には、熱心にノートを取っていた。撮影が終わると、プライシックは、私と長友を最寄りの駅まで車で送り、長時間待たせてしまった臼井との打ち合わせのため、そのまま引き返した。彼女たちがどのような話し合いを行ったのかは分からない。

翌日は、長友との取材で忙しかったことから、私は臼井と会うことはなかった。彼女も事業の相談を進めるべく、ライフサークルをともに運営するプライシックの兄と会う約束をしていたという。結局、再会したのは、翌々日の17日だった。

臼井は、私と長友が滞在するライン川沿いのホテルまで駆けつけ、われわれと一緒に朝食を取りながらの話し合いとなった。私は臼井に率直に尋ねた。

「貴紀さんの考えている事業はとても興味深いのですが、それはビジネスとして行うものなんですか」

彼女は、「はい」と元気な声を出した。その勢いのある声には好感が持てるが、彼女がこれから進めようという事業の性質を考えると、違和感も覚えてしまう。

「エリカ先生は面白いと言ってくれました。『おくりびと』の英語版を見せたら、すごくいいという感じで、応援するって言われました」

長友と私の目が合った。ビジネスの一環として安楽死が含まれていることに長友も戸惑いを隠せないようだった。

臼井は、安楽死斡旋の具体策を次々と挙げてみせた。

「必要なフローは決まっていました。医者からの承諾書、ライフサークルへの入会と書類の書き込み、渡航の準備とかを全部代行しようと思いました。それと、スイスへの渡航費を含めると、もともと経費が高い。そう考えると、こちらが手数料としてお金をいただいてもビジネスとして成り立つのかということを確認したかったのが一つです。

もう一つは、人間の死を扱う以上は、希望者をお送りする先（ライフサークル）との関係性がないままやってはならないと思って、エリカ先生に会いに来ました」

歯切れよく説明する臼井を見ながら、この女性は、私にないビジネス感覚の持ち主だと思った。同じ安楽死を対象にしつつも、使う脳みそがまったく違うのだと、呆気にとられてしまった。

こうした臼井のメンタリティは、どこから生まれたのか。死を扱うビジネスを考えたのは、大好きだった祖父の死が関係しているという。父親の実家に行けば、臼井は祖父と必ず将棋をする仲だった。世間一般の枠に嵌《は》めたがる両親とは異なり、祖父は臼井のチャレンジを応援し、何においても褒《ほ》めた。

数年前、その祖父が93歳で死を迎える姿を見て、臼井は人の死と向き合った。病院で亡くなったという祖父は、老衰し、話しかけても指が動くかどうかという状態だった。苦しんでいるのかさえ分からないほどだった。その祖父を前にしながら、「人が生きるってなんだろう」「仮に自分の親が管に繋がれ、その継続の判断を委ねられたら自分はどうするのだろう」「本人はどうしたいのだろう」といった思いが次々と頭をよぎった。

祖父の死から湧き上がった感情を、何か役立つものに変えたかった。自分のためではなく、人のために。

「貴紀さん……」

フォークとナイフをテーブルに置いた長友が呟いた。

「熱意はすばらしいと思うんですけど、人間の最期を手伝ってお金儲けするという発想は、私は違うと思うんです」

このことは、われわれの間で一致した意見だった。私と長友がそれぞれ述べた。

「貴紀さんがそれをすることで、ここに来たい患者は喜ぶと思います。でも、それを手助けすることは善意だとしても、結局は人の死をお金に繋げるのは、倫理的にもどうかと思います。それを無償で行うというならば、また話は別なんでしょうけど」

「それよりも日本には、死んでから遺体が発見されるまで数ヵ月かかるような孤独死予備軍が1千万人いるんです。これを防ぐための社会の繫がりに目を向けたほうが、日本のためになると思うんですね」

最後に私が「大前提として、貴紀さんのビジネスは犯罪になるかもしれない」という言葉を投げると、彼女は言った。

「多分、私がやろうとしていることは、日本だと自殺幇助となって刑法に触れるんですよね。だからどうしようか迷っているんですけど、サポートを必要としている人のためには、すごく役に立てると思っているんです」

人の最期の決断に貢献できる事業は、世のためになるという信念に揺らぎはないようだった。だが、その形について、まだまだ迷いがあるのだろう。われわれはまたの再会を約束し、別れることにした。

7

長友との取材が終わりに近づいた頃、ある不安が頭をよぎった。

——自殺幇助を断られたドイツ人患者と同じ事態が、小島ミナにも起きるのではないか。

取材の合間に、プライシックは、診断書がまだスイスに届いていないと言っていた。滞在するホテル名さえもまだ聞いていないそうだ。英語を話せない小島とのコミュニケーションにも問題があり、お互いの理解が深まっていないようだった。それどころか、ある時点からメールすら返ってこなくなっているという。

長友が自殺幇助施設の内装を撮影している間、プライシックがキッチンで私にこう言った。

「ヨーイチ、どうなっているの。彼女とはまったく連絡が取れないのよ。バーゼルまで来てもらっても無理だと思うわ。航空チケットを購入していないことを祈るばかりよ」

「それについては、私にも分からないんです。私が関与することではないと思います」

そう答えると、プライシックがもうひと言付け足した。

「でも、今の状況では何もできないわ。チケットだけでも買わないように伝えてもらえないかしら」

小島がバーゼルに来て、面談の結果、自殺幇助できないと伝えられたら、その時、彼女はいかなるショックを受けるだろうか。その前に現状を説明しておきたい。

長友との仕事の休憩時間、私は笠井に国際電話をかけ、航空チケットの件も含め、個人的な思いを伝えた。

「小島さんの自殺幇助なんですが、実現しないかもしれません。なんとなくですが、確率は50％もないんじゃないかと……」

直接、小島にスイスに行くな、とも言えなかった。小島の判断について介入しないということは、最初から決めていた。しかし、周囲の反対を押し切って、スイスにやってくることへの懸念だけは伝えたかった。スイスに来たからといって、安楽死できないことだってありうる。そのとき、彼女がどう行動するかは、考えたくもなかった。

11月17日の夜、長友との仕事を終えバルセロナに戻った私は、小島に次のメールだけを送ることにした。


その後、いかがお過ごしですか。新潟は寒くなってきたのではないでしょうか。

バルセロナは今年、雨ばかり降っていまして、傘をめったに使わない私が、新しい傘を購入する始末です。

今日まで6日間、バーゼルに行っていました。エリカ先生にも会ってきました。小島さんのことを少し気にされていました。小島さんが本当に合意された日にバーゼルに来られるのか、エアーチケットはどうなっているのかと、最終確認をされたい様子でした。

笠井さんも熱心に、東京から新潟まで、何度もお話しに伺っているようですね。彼の小島さんに対する真剣な眼差しと態度には、敬服せずにはいられません。

小島さん、お姉さまたち、その他の身内の方々は、本当に大丈夫なのですか。私が小島さんの決定を左右する権利も義務もありませんが、同じ日本人として、ちょっと気にかけています。周りの人のお気持ちも大切にしてあげてくださいね。

もともと3月までは難しいというエリカ先生の判断でしたが、彼女と小島さんの間で最終的に決められた日が、もう目の前に迫っています。3月まで待てなかったのは、肉体的ではなく、精神的な痛みだったのでしょうか。私は、小島さんの痛みを味わうことはできませんので、悩みに悩まれた末での決定だと思います。

その上で、スイスに来る際は、現場に居合わせたいとも伝えた。どうあろうとも小島を見届けたかった。

そして、最後にこう付け加えた。

〈小島さんが、前日や当日に諦めて、日本に戻るというのも一つの考え方でしょう。もちろん、私は何も言いません。ご自身の心の声に従ってください〉

すでにプライシック側には小島がスイスにやってきた際には、取材させてほしいと伝え、許可を得ていた。プライシックも、自殺幇助を継続することで、世界中のメディアに訴えたいことがあるからだ。

「患者たちの尊厳ある死を迎えてあげるためにも、わざわざスイスまで来てほしくない。それぞれの国で、自殺幇助が認められること。それだけが私の願いなのよ」

彼女が行っていることは、各国で救われない患者を手助けすることではあるが、自殺幇助の数を増やすことを目的とはしていない。年間の幇助数を一定数に保ちながら、法制化に向けた議論を間接的に世界に広めることを目指している。

安楽死ができるかできないかは別としても、小島はスイス行きの準備を着実に進めているのだろうと、私は思っていた。だが問題は、山積みだった。

8

小島は韓国語こそ堪能だったが、英語の読み書きや会話は十分ではなかった。そのことは直接プライシックと連絡を取ることができないといった問題から、動機書を英訳できないという点まで、多岐にわたって影響を及ぼした。インターネットの翻訳サービスなどで対応しているようだったが、限界がある。

しかし、私がそれを代行するわけにはいかなかった。

私はこの2年間、プライシックと正面から付き合ってきた。前著の主人公とでも言うべき彼女だが、本の中で時に批判的な言葉を綴ったことも彼女は知っている。

それでも「ヨーイチが取材した上で書いたのならとやかく言わない」という姿勢を保ってくれた。自分で言うのもなんだが、特別な信頼関係を築けたと思う。

ライフサークルに連絡をしてくる日本人について、ある種の疑問を抱く時、彼女は、私にメールで質問を投げてくることがある。ある時は、こうした日本人たちに対し、私の連絡先を彼らに提供してしまうこともある。

つまり、「私に相談する前に、ジャーナリストのヨウイチ・ミヤシタに連絡したらどうか」ということだ。そのせいで日本から直接、問い合わせが来たことも一度や二度ではなかった。

プライシックの行為自体は、あくまでも時間節約のためである。英語やドイツ語が分からない日本人に、ライフサークルの情報提供をするために私を使っているのだ。誤解されたくないのだが、彼女は私を通して自殺幇助の手続きや処理などを行っているのではない。

私は、他人の安楽死を円滑に進める手助けはしないと、プライシックに口を酸っぱくして言ってきた。小島の件についても、11月8日に、プライシック側から初めてメールされるまでは、無言を貫いた。小島の事情がどうであれ、それに加担するわけにはいかない。二人がやり取りをした上で、できるかできないかの判断を下せばいい。ただそれだけのことであるはずだ。

しかしながら、私がプライシックに提供した情報が一つだけある。それは、小島がスイス行きの航空券を買ったのか、買っていないのかという点だった。

なぜこのような話になったのか。背景には、奇妙な事情があった。

小島はライフサークルに、病気のことや、自殺幇助を希望する内容のメールを病室から送り続けた。しばらくは一方的な連絡で、返事がないことへの不満を私へのメールで表していたことは、すでに見た通りである。

その後、プライシックからメールが届き、やり取りが始まり、安楽死決行日が11月

28日に決まった。

しかし、15日を境に、二人のやり取りはプツリと途切れてしまう。その理由は、今でもよく分からない。プライシックは後にそれを「病院側のネットのインフラ問題じゃないかしら」と語っていた。もしくはメールのサーバーの問題かもしれない。

プライシックは小島に、〈本当に来ることができるのかどうか、お返事ください〉とのメールを何度か送っているが、それに対しても返事がなかった。

英語が分からないというだけで、あの小島が返信を怠るはずはない。

そういえば、私も小島とのメール履歴を遡《さかのぼ》ると、「女性セブン」の取材が決まり、新潟に向かう日の9月20日、彼女のメールにエラーが何度も起きている形跡があった。病院が患者のメールを管理しているとでもいうのだろうか。小島自身も、後にこう話していた。

「ネット歴はそこそこ長いんですけど、当然、メール歴も長いわけで、その年数も考えてみて、こんなことは初めてだったので、もういいやってなっちゃいましたね」

プライシック側も不信感を抱いていたのは前述した通りである。

ここで私がとりうる選択肢は二つ。

二人のやり取りにまったく介入しない。

二人の交渉内容には口出ししないが、あくまで「伝書バト」的な仲介だけはする。

結論だけ言えば、わたしがとったのは後者だった。

不思議にも、小島のメールは、私には問題なく届き、プライシックのメールも、私に届いていた。

両者の情報を私が伝達しないことで、果たして小島は救われるのか。彼女の安楽死への思いは強固だった。それを思い直させることが可能ならともかく、メールの不調によってご破算となるのは、残酷だと思った。釈然としない思いを抱えながらも、すべては、サーバーの問題なのだから仕方がない、と自分を納得させた。

小島は、11月19日、その2日前に私が送ったメールの返事として、LINE上で、次のメッセージを送ってきた。


宮下さん、ラインにて失礼します。メールをありがとうございました。11月25日にはバーゼルに行こうと思い、飛行機やホテルなども全て旅行会社を通して手配し、その旨をエリカ医師にお知らせしても私の側の不備なのか返信が頂けず、悩んでいたところ宮下さんからのメールを受けとったというタイミングです。昨日受けとってすぐに返信を送ったのですが、それが私のパソコンの送信ボックスに反映されてなく……不安になり、こちらのラインにて確認したいと思い……不躾《ぶしつけ》、執拗なようですが、申し訳ありません。スイス到着時間や宿泊ホテルについてなど先方で了解済みでしたら、その旨だけ、お返事くださいますでしょうか。
何卒宜しくお願いします。

これをプライシックにメールで伝えると、21日には彼女から、焦りが滲み出た返信がきた。

ミナは、何の書類も送ってきていないわ。だから、28日の自殺幇助は無理よ。前回のメールで、まだ来るのは早すぎると思うと書いたけれど、それについての返信もないのよ。われわれは、メディカル・レポートもないまま自殺幇助はできませんし、何も手元にないのよ。11月26日に彼女の診断を予定していたけれど、メディカル・レポートがなければ無理だわ。ごめんなさい！

この二人の文面からも分かるように、小島はスイス行きを決めていたが、プライシックには何の情報も届いていなかった。
二人の間に入るのは危険だと感じながらも、私は、小島にプライシックの返事を伝えた。

おはようございます。ご連絡が遅くなってしまい、すみませんでした。

エリカ先生から、メールが来たのですが、やはりメディカル・レポートがないままだと自殺幇助は難しいと言っています。彼女は小島さんに「安楽死は時期尚早」という趣旨のメールを送ってあるそうです。それに対してのお返事はされましたか？（中略）

11月15日以降、小島さんからまったく連絡がないと言っていますが、それは正しいのでしょうか。メールが届いていないという可能性はないでしょうか。とにかく、うまく連絡を取り合ってください。

おそらくですが、現状では、28日の幇助は難しいのではないかと思われます。

私は、これくらいしかお伝えすることができません。ご了承ください。

このままでは、大金を払ってのスイス行きが無駄になってしまうことを危惧した。するとわずか40分後、新潟から、不安だらけのメールが届いた。少し読みづらいが、追い詰められた精神状態が反映されているため原文通り記す。

ご丁寧な返信をわざわざめーるにてありがとうございます。

入力が少し難儀なものですから、こちらは少々ぶっきらぼうに。。。というか、簡単に……

①やはりめてせぃかる（筆者註・「メディカル」と書くつもりだったと思われる）レポートの件だったのですね。

英文のものは既に持っています。郵送ではなく、私が現地に伺った際にお渡ししようと考えていると、伝えてくださったでしょうか。

メディカルレポートを事前に郵送で早めに見ておくというのは、安楽死実施の絶対条件なのですか。日にちが迫っていて、郵送でお送りするよりも持参でいくほうが確実だと思ったのです。

②28日に帮助することは蒸すが思想（「難しそう」と記そうとしたと思われる）ですか…その言葉にとてもおおきな落胆のため息がこぼれてしまいます。

もうため息をつくほどの肺活量はありませんが…

私は、この内容の①の部分のみ、プライシックに知らせておくことにした。すると翌日、今度はバーゼルから、珍しく苛立ちを漂わせた辛辣なメールが送られてきた。

理事会に提出する書類がなければ（自殺帮助する）医師を確保できないのよ。手元にあるのは、患者のパーソナル・レターだけ。どうして彼女は、書類をスイスに持参するなんていう思いでいるのかしら。そもそもどのホテルに泊まるの？ いつ到着するの？ チューリッヒ、それともバーゼル？ なんて厄介なんでしょう。フライトをキャンセルできるなら、家にいたほうがいいわ。まだ予約していなくて、来ないことを祈るわ。われわれに何ができるというの？ あなたは彼女が来ると言っている。いつ？ どこに？ 誰と？

一体、私はどこまで関与をしなくてはならないのか。

小島は、17日の段階でライフサークル宛にホテル情報と旅程を送信していた。それが届いていないため、医師は無責任な行動だと思ったのだろう。私が、その小島が送ったはずの情報を代理でプライシックに送ることにした。

9

その後、小島とプライシックは再び、連絡をとり合えるようになったようだった。

私が代理で小島の情報を送った2日後の11月24日、プライシックから、私に以下のメールが入った。

〈すべてOKよ。ミナを待っているわ。診断の詳細は今夜送るわね。テレビの撮影もあなたが来るならOKよ〉

予定日28日の、わずか4日前だった。なぜ一挙に問題が解決したのかは分からなかった。

ともあれ、ライフサークルとの手続きがとりあえず完了したことを意味する。この段階に到達するまでに何があったかを、小島は厳密には把握していないだろう。いずれにしても、スイスで何が起ころうが、彼女は渡航する決意を固め、速やかに退院手続きを行った。病院側には「姉妹でハワイに旅行に行き、その帰りに韓国に行って、知り合いの施設に入ることになっている」と伝えた。

15日に正式に日程が確定し、実際に旅立つまで10日間しかなかった。その間にメール問題はあったが、身辺整理だけは急いで行っていたようだ。

ライフサークルには、1万スイスフラン（約113万円）を送金する必要があったが、小島は身動きができないので本人確認が難しかった。また昨今、マネーロンダリング対策から海外送金が厳格化されている。そこで小島は現金を直接、スイスに持っていこうと考えた。エアーチケットやホテルは旅行会社に依頼した。

この間、小島が別れを告げた相手がいた。

まず高校時代からの親友を病室に招いた。直接会わないまでも、手紙を送った友人も数人いた。妹夫婦との辛い別れもあった。

妹の有紀は、安楽死に反対だった。それだけは止めてくれと小島に言った。現在は隣県で暮らしているが、「いずれ新潟に戻るつもりだから、そこで一緒に暮らそう」と申し出た。有紀の夫は小島に、寝たきり状態ながら起業している難病の男性の映像をスマホで見せながら、「お姉さんも頑張れるはずです」と励ました。

しかし、小島は「ありがとう、気持ちだけはありがたく受け取っておくよ」と答え、妹夫婦に別れを告げた。

小島は2016年8月から2年以上続けたブログでも、11月23日に読者に別れの挨拶をしていた。「小休止前のご挨拶と小脳萎縮を告げられ慌てている方へ」というタイトルで、短く綴っている。

入院生活も半年以上となり、ちょっと療養所という感じのところに移った方がよいかなと…ですから、移動のため、少しバタバタしますわね。暫《しば》し、中座いたします。皆様、ご機嫌麗《うるわ》しゅう…

一人だけ判ればいいや　FINE THANK YOU. AND YOU?

小島は療養生活に入ると告げている。これまでも入院や検査に際してブログの小休止はあった。ブログの仲間たちは、いつものようにしばらくすれば戻ってくると思ったことだろう。「一人だけ判ればいいや」として英文を付け加えていることに関しては、後述する。

11月24日早朝、小島は、新潟の病院を退院すると、介護タクシーを呼んで新潟空港に向かった。恵子と貞子も同行した。道中、車の窓から外を眺めながら、思いを巡らせた。

新潟の海も、これで見納めかな。これが故郷の最後の景色かな……。

新潟空港から約1時間かけて成田空港に到着し、そこで一泊した。

翌朝、国際便のチェックインカウンターで、小島は足止めをくらった。行きは190万円のファーストクラスだが、帰りの航空券がないことを不審に思われた。

帰国する考えのない小島は、安いエコノミーの帰国便を、とりあえず購入した。

「なんか、50年生きてきて、一生懸命働いて、その貯金を全部この死ぬための旅費に使っているかと思うと、ちょっと情けない」

後に彼女は、スイスのホテルの一室で、そうぼやいた。

成田空港からのフライトは4時間の遅延《ちえん》があった。未知の国に行くだけでも、彼女たちは不安でいっぱいだった。誰か助けてくれないか、という思いとともに出国した。

私とNHKの笠井は現地で合流することになっていた。

10時間強の長いフライトだったが、ファーストクラスは快適で、「睡眠は取れたし、特に問題はなかった」と小島は語っている。同行する恵子と貞子も疲れは感じなかった、というよりも、不安だらけで疲れを感じている暇などなかった。

事実上、日本に戻ることがない小島は、機内で何を思ったのだろうか。寂しかったのか、それとも、死が叶うことへの安堵感を得ていたのだろうか。

ようやくチューリッヒに到着し、飛行機を降りると、再び難関にぶつかってしまった。日本を出国するために、とりあえず購入したという帰りの航空券。パスポート審査を行う警察が、「2月」という帰国日に疑問を持ったのだ。旅券で90日間滞在することに問題はないが、隣の姉たちの帰り便は、6日後の12月1日に設定されていたためだった。

車椅子に乗る小島が、スイスのどこで誰と過ごすのかが、警察には引っかかった。困った小島は、プライシックの電話番号を見せた。

警察官がプライシックと直接、会話を交わしている様子を、三人はハラハラしながら眺めていた。数分後、当局は納得した様子を見せ、かろうじてパスポート審査をパスできた。後日、プライシックに訊くと、「友達が訪ねて来ると言ったのよ。問題はなかったわ」とさらりと答えた。

一歩間違えれば、別の運命が待ち受けていたかもしれなかった。

到着ゲートの扉を抜けると、そこには見慣れた顔の男性がいた。

「あ〜、笠井さ〜ん！」

恵子と貞子は、その時の心境を「救いの神が待っていてくれた」と表現した。

第五章

最高の別れ

1

小島ミナら一行は、11月25日にチューリッヒ空港からタクシーで約1時間かけて、深夜にバーゼルのホテルに到着した。事前に計画したのはここまでだ。明日から、どういう展開になるかも分かっていない。恵子と貞子は不安でたまらなかった。

ところが、恵子はある変化に気づいていた。

「ミナちゃんがスイスに来て以来、すごく元気になったんですよ。穏やかというか」

貞子も、ホテルに着いた時の小島のひと言が記憶に残っている。

「あ、この空気は嫌いじゃないかも」

心なしか、滑舌もよくなったようだった。

三人部屋はとれなかったので、小島と恵子が同じ部屋で、貞子は一人部屋に泊まった。その日は疲れが溜まっていたので、荷物を解くなり、寝床についた。

翌朝、恵子は早朝6時ぐらいに目が覚めた。まだ窓の外は暗かった。小島も目が覚めているようだった。恵子は、小島を風呂場に連れていったという。

三人で朝食を食べると、近くのホテルに泊まっていたNHKの笠井も現れ、会話に加わった。

実は、この段階になっても、小島はスイスでカメラを回すことへの許しは与えていたが、放送までは許可していなかったという。

小島は「あなたに番組作れるの？　その自信があるの？」と、半ば挑発的な言い方で迫ったことがある。笠井は頷いたものの、小島が納得したわけではなかった。

小島と笠井の関係は、この頃にはより近く、深いものとなっていた。だが、自らの「最期」を取材させるというのは、覚悟を伴う。笠井も強引に取材しようとは考えていなかった。

午後4時前、私はバーゼルに着き、小島の泊まるホテルのロビーで、笠井と合流した。その後、安楽死を施す予定のエリカ・プライシックがやってきたので笠井と引き合わせた。彼女は、小島とゴタゴタが続いたやり取りについては、話したがらなかった。三人で小島の部屋に向かうと、プライシックは気を遣って「私が部屋に入るところから撮影しますか」と笠井に尋ねた。中から、前もってスタンバイしていたＮＨＫのカメラマンが出てきて、打ち合わせをする暇もなく取材が始まった。

小島にとっては待ちに待ったプライシックとの対面である。落ち着いた様子で言葉を交わしていたが、ここに至るまでの混乱を知る私としては、複雑だった。

診断は、すべて英語で行われ、小島の病状や精神状態を細かくチェックしていった。ここでもっとも重要となるのが、小島自身に「明確な意思」があり、「意識が明瞭」

であるかどうか、である。この診断にパスできない患者もいる。大半は認知症であったり、鬱病であったりする場合だ。

　診断開始から、プライシックは、ベッドの横に座り、患者から目を離すことなく質問を続けた。「ミーナ、ミーナ」と何度も彼女に呼びかけ、小島も医師から目を逸《そ》らすことなく真剣に向き合った。

　両者には、前もって告げていた通り、「私の通訳を介さないで二人で行う」ことを前提に進めてもらうことにしていた。

「ミーナ、あなたはなぜスイスに来たんですか」

「うんと～、私がなぜスイスに来たのかというと、安楽死をしたいから来た。だからアイ・ウォント・え～と、安楽死だから、……ユータナシア（安楽死）？」

　想像以上に、二人のコミュニケーションが取れていない。それでもプライシックは真剣な眼差しで、話すスピードが遅い小島に問いかける。

「あなたは、自殺幇助を叶えたいから、ここに来た。それは正しいですか」

　小島が頷く。厳密に言えば、スイスでは、積極的安楽死が禁止されているため、小島が最初に使った「安楽死」（Euthanasia）という用語は間違っている。小島は「自殺幇助」（Assisted Suicide）という用語を使わなければならないのだ。だが、プライシックは、患者の言わんとすることを分かっていたので、あえて質問し直さなかった。

「ミーナ、なぜ今、死ぬ時だと思っているのですか」

「う〜ん、それはこの病気、MSAが進行性のもので、日本で動けなくなったら、死ねなくなってしまうからです、って言いたいんだけど、ちょっと難しくて英語で話せない」

そう言いながら、小島は私に視線を向ける。姉たちも同じ仕草を見せ、私に救いを求めるような表情をしている。しかし、無言を貫く。すると、プライシックもこちらを見て「ヨーイチ、ちょっと手伝ってくれるかしら」と、ついに限界を感じたようだった。

この段階で意思疎通ができないようでは、プライシックは話にならないとでも言うようだった。仕方なく、私が間に入った。

プライシックは私を見ず、小島を見つめながら、英語で「あなたの病気について教えてくれるかしら」と質問し、私が同時通訳した。小島は「え〜と、私の病気は、MSAです」と答えたのを私が訳す。すぐに医師は、その病名を繰り返し、もう少し突っ込んで訊いた。

「なぜ今が死を選ぶタイミングだと思うのかしら」

同時通訳し、小島が「うん」と反応すると、「この病気は治らないからで、もっと悪くなれば、もうスイスに来ることはできないと思うからです」と正直な思いを告げた。小島も、私に目を向けず、プライシックの目を凝視して話していた。

小島は多系統萎縮症とともに生きる辛さを語り続け、プライシックは自殺幇助当日の進行などを伝えた。

約1時間の診断が終わると、プライシックは、小島にベッドから起き上がり、車椅子に腰掛けるよう指示を出した。彼女の体を恵子と一緒に持ち上げ、車椅子まで誘導した。だが、最後は、あなた一人でやりなさいとでも言うようにプライシックは小島を介助するのを止めた。しばらく座っていた小島は自力で腰を上げようとしたが、ガクンと倒れ、ベッドサイドテーブルの角に背中を強くぶつけた。プライシックが急いで助けたが、小島は「痛い、痛い」と言った。苦笑いを見せていたものの、少し動揺しているようだった。

プライシックは多系統萎縮症の進行具合を、こうして目の当たりにした。これも診断項目に含まれていたのだろうか。

プライシックは「ごめんなさい、ごめんなさい」と繰り返した。

体が思うように動かず、構音障害で会話もままならないことを、この1時間で確認したプライシックは、小島をベッドに横向きに寝かせると、こう言った。

「私もあなたのような病気を抱えていたら、同じ決断をしているわ」

それを聞いた私は、1週間前まで迷っていたプライシックが、小島の自殺幇助に前向きな姿勢を示していると理解した。あの時の態度は何だったのだろうとも思った。実際に患者を目の前にすると、気持ちが揺れることもあるのは分かるが、安楽死を判断する医師の態度としては疑問に感じなくもない。こんなことも口にしていた。

「あなたがもし、これで日本に帰った場合、もうここに来ることができないかもしれない。あなたの国では、自殺幇助ができない。私だって、こんな手助けをしなくて済むのに、とても残念だわ」

プライシックは、急ぎの予定が入ったため、長居はできないようだった。診断はここで終わった。あの揉めに揉めた、足りない書類はすべて揃っているのだろうか。小島は、日本の主治医からもらった英訳の診断書を手渡したが、医師はそれを斜《なな》め読みするだけで事を済ませたのだった。しかし、肝心な自殺幇助のための代金が支払われていなかった。

それについて、恵子が片言の英語で説明を始めた。

「日本から現金で持ってきたんです。これでもよろしいですか」

手元には100万円超の日本円が用意されていたが、両替ができていない。自殺幇助ができるかさえ曖昧《あいまい》だったのが、わずか1週間前。前述したように航空券やホテルの手配に追われた諸事情に加え、日本の銀行からの海外送金が厳格化されたことも影響したようだった。

プライシックは、現金を受け取ろうとはせず、困った表情を浮かべていた。この中には、自殺幇助の料金の他にも、検視官や警察の調査、火葬業者への支払い金が含まれている。未払いのままでは、ライフサークルからの許可さえ下りない。彼女は、しばらく考えた末、解決策を提案した。

「この町の銀行で両替してもらえるかしら。理事と会計には、このことを伝えるので、後払いにしてもらっても構わないわ」

恵子や貞子がどのような苦労をしていたのかを、この時点の私はよく知らなかったので、準備不足ではないかと感じた。とりあえず来れば何とかなる、という心構えだったのだろう。もちろん自殺幇助の日を前倒しし、想定外のタイミングを勧めてきたプライシックにも責任があると思った。

ともあれ、1週間前の状況を考えると、自殺幇助が前向きに進んでいるのは、奇跡とも言えた。この段階で帰国を強いられた患者をつい最近見ただけに、ある意味、「恵まれている」という印象を持った。

2

小島は、プライシックとの面談をかろうじて終えることができた。その後、私は、小島の部屋に残り、2日後に迫る自殺幇助に対する思いを尋ねた。

真っ先に訊きたいことがあった。

「3月に予定されていた自殺幇助が、11月28日に早まったわけですが、3月まで待つことはできなかったのですか」

下半身だけ布団を被せ、ベッドの後ろの壁に寄りかかった状態の小島が、「う〜ん、あのね」と呟き、長年、悩み続けてきた死について、ゆっくりと語り出した。

「さっき、エリカ先生が、結構、核心をつくことを言っていました。『あなたにはまだ早いんじゃないのか』と。もし安楽死が日本で可能であれば、たとえば、私が喋れなくなり、全身が動かなくなり、寝たきりで天井だけ見るようになった時には、ちょっと頼むと言えますよ。でも、現状、日本ではそれができないんです。自分ができるうちという見極めが、結構、難しいんですね。今が死ぬタイミングだろうか、と思うことはあります。たぶん、死を選ぶにはちょっと早いと思うんですよ」

彼女自身、死期はまだ早いかもしれないと感じていた。飛行機にも車椅子があれば乗れるし、固形物も食べることができる。末期患者と違い、精神的な苦痛さえ取り除ければ、これから先も生きることは可能であるはずなのだ。しかし、彼女は力を込めてこう言った。

「時すでに遅しが一番怖いんです」

私が小島に投げかけた質問の裏には、安楽死などせずに「生き続ける」可能性を信じたかったからだ。一方で、彼女が言い切った「時すでに遅し」に反論できなかったことも確かである。仮に彼女が、この機を逃した場合、どのような生活をするのかを想像するだけでも辛い。

するど彼女は、際どい質問をしてきた。

「宮下さんは、自分より年上の人からとか、兄弟からとかでもいいんですけど、寝たきりになっても面倒を見てもらいます？」

数秒考えた後、私はこう答えた。

「それが僕にはなかなか答えが出てこなくて、自分がなってみなければ分からないというのがありますね」

小島が、そのフレーズを見透かしたかのように、すかさず言った。

「なってみなければ分からない……。これは当たり前の答え。そこをちょっと考えましょう。恵子姉ちゃんにも、貞子姉ちゃんにも、本来は、私が面倒を見てもらう立場じゃないんです。私は、お姉ちゃんたちよりも若いけど、恵子姉ちゃんはこう見えても、もう60を過ぎていますよ。そんな姉に面倒を見てもらって、やりきれないですよ、これは。お金を払えば、施設で面倒を見てもらえる。それも考えました。だけど、介護や介助をする方々には、当然、排泄まで処理してもらって、オムツも替えてもらうわけです。お金を払うのはいいとしても、果たしてそこまでして生きたいのかなって考えたわけです」

なってみなければ分からない。それが私の答えではあるが、ほんの小さな幸せでも感じ取れれば、生きる意味があるのではないか。側にいる家族がそれでもいいと思えるのであれば、なにも死を急ぐ必要などないのではないか、という思いがある。自分勝手な思考が頭の中でぐるぐると回っていた。

ベッドサイドテーブルに、『光の人』（今井彰著・文藝春秋）が置かれていた。これはNHKのプロデューサーでもあった著者が、実在の人物を題材にして描いた小説である。終戦後に大量に生まれた戦争孤児とともに共同生活を営む物語が描かれている。白とベージュに覆われた部屋の中で、黄色い表紙が視界に入り、先ほどから、ずっと気になっていた。その本について、訊いてみることにした。

「それは私が成田空港で買ったんですよ。本が読めないとでも思ったの？　私は、エリザベス・サンダースホームとかああいう本が好きなのよ。孤児を救うためとか、そう生き方をしたいと思ったんです。恵まれない子供たちのために、生涯を捧げてもいい、と。でも同時に自分の安定も欲しかったんですよ」

エリザベス・サンダースホームは、神奈川県大磯町にある児童養護施設だ。戦後、駐留した米兵と日本女性の間に生まれたものの、何らかの事情で捨てられた孤児たちを引き受けた。英国聖公会信徒のエリザベス・サンダースの遺贈によって設立されたため、その名が付く。

小島は、東京で通訳・翻訳業に励み、時にテレビ局の取材コーディネーターを行う傍ら、家庭に恵まれない子供の助けになる仕事に就きたいという憧れがあったという。実際に、保育士の勉強を始めた時、自らの病が発覚した。「捧げると同時に自分の安定も欲しかった」というのは、恵まれない子供を助けたいという思いが、生きがいや指針として、自らの後半生を豊かにするはずだったという意味だろう。

小島はこうしたことをあえて口にする。とても正直な女性だと思った。

本の話を続けた。私は、「読みたい、学びたい」という思いがあるのならば、まだ生きる楽しみ、あるいは、生きる意味があるのではないかと、勝手に想像した。すると、またも私の考えは小島に見抜かれていた。

「そういう楽しさがあるんだから、イコール、生きられると考えているの？」

「なんで分かったんですか」

私がそう言うと、姉妹全員がどっと笑い声をあげた。この笑い声は、本来、家族団欒《だんらん》のお茶の間で、みんなが冗談を言い合っている時に聞こえるはずだった。恵子も貞子も大声で笑うが、隣で皮肉たっぷりの会話をする妹が、翌々日の朝にはこの世にはいないことをどの程度実感しているのだろうか。いや実感しているからこそ、いま笑い合うのか。

この光景と安楽死という選択が結びつかないが、小島は、こんなことを言った。

「もし私が20代、30代であれば、すぐに安楽死をしたいという発想は生まれなかったと思いますよ。でも私がこの病気を告知されたのが49歳で、もう長く生きてきたんです」

そう説明すると、彼女は「人生は分数だ」と表現し、独自の人生観について、語り始めた。

「分子は人生の濃さで、分母は生きた年数だとします。私の分子は、49歳で止まってしまったの。分母は51歳。でも結構、濃密な人生を歩んできたので、多分、分子は60歳くらいになるんじゃないかな。そうすると60÷51で、まあ1点幾つにはなるんです。

ところが、分子は変わらず、分母はどんどん増えていく。そうすると、分数の値はどんどん小さくなっていく。私は、これ以上、分母を増やしたくないというのが本音。これが30歳くらいだったら、あれもやればよかった、これもやればよかったというふうになって、もっと生きたいという願望が強かったかもしれない。でも正直言って、50年以上生きたから、まあいっか、という心境になるんですよね」

3

小島は、小脳の異変に起因する複雑な病を持つ。臓器の機能も次第に奪われ、運動能力が日々、衰えていく。楽しそうにも嬉しそうにも話をしている小島だが、構音障害ゆえ時々、周りの人間には聴き取り難いことがある。

つい先日まで入院していた新潟の病院では、呼吸器を付けていた母親を見舞いにくる娘が、毎日、耳元で話しかけていた。しかし、母親は瞬き一つしない。その光景を視界に入れた小島は、「私も近いうちにそうなってしまう」ことが怖くてならなかったという。

なかでも、彼女にとって苦痛なことは、笑顔を作れないことだった。

人前で笑顔を振りまくことが日常だった小島は、東京時代のエピソードを教えてくれた。

「ある日、私がタクシーに乗った時、運転手さんが『2回目ですね？』と言ったんです。『え、私、前にも乗りましたっけ？』と言ったら、運転手さんが言ったんです。『こんなに気持ちよく挨拶をする人は忘れませんよ』って。それくらい笑顔で『こんにちは！』と挨拶をする毎日が私には普通だったんです」

1時間ほど、休むことなく話し続けた小島だが、本当は呼吸にすら体力を消耗《しょうもう》させている。そろそろ部屋を出なくてはと考えていたが、小島が「最後に私からの質問です。答えた人から席を立ってください」と、彼女らしいシニカルな言い回しをし、全員が笑った。

「あのね、人生には覚悟というものがつきものです。たとえば、家を建てるとか、結婚をするとか、子供を産むとか、その時その時に覚悟ってあります。

もし私のように多系統萎縮症が告知されたとします。当然、死ぬ覚悟はいらないよね？　だけど、寝たきりになり、口もきけなくなる、最悪の場合は瞬きもできなくなる、人工呼吸器と胃瘻の覚悟も必要。それとは別に、医者に癌の告知をされて、末期になった場合は、余命の覚悟がいります。あなたは、どちらの覚悟がいいですか？」

異なる病気を例に出し、残された時間をどう生きたいかという難題を、小島は突きつけてきたのだ。死は遠いが寝たきりになる覚悟と、余命1年を前にして生きていく覚悟と、どちらがいいかは選択が難しい。

私は並行して、末期癌患者の吉田淳の取材をしているだけに、両方の辛さ、苦しさを分かっていた。

周りが困惑した表情を浮かべていると、長姉の恵子が、「子供がいたりすれば、この問題はまた違ってくるでしょうね」と述べる一方で、次姉の貞子は、体を動かせなくなっても生き続けることには抵抗があるとして、「私は子供がいても、寝たきりになるなら死ぬ覚悟があるわよ」と言った。こうした答えの一つひとつからも、恵子は保守的な女性で家庭を守る意志が強いタイプだと思うし、貞子は妹の小島と性格が似ていて、自分の人生は自分で決めるタイプだと感じる。

小島の結論はこうだ。

「寝たきりで10年も20年も生きるなんてまっぴらごめんなの」

誰がなんと言おうとも、この信念は変わらないのだろう。他人が変えられるものなら、とっくに変わっていると思う。

これは後に聞いた話だが、ある時、小島は姉たちに次のような発言をしたという。

「たぶん私は、末期癌だったら安楽死は選んでいないと思うよ。だって期限が決まっているし、最近なら緩和ケアで痛みも取り除けると言われているでしょ？　でも、この病気は違うの。先が見えないのよ」

闘病生活中、小島は様々な人間の意見に触れ、また書籍も読んできた。同じ病を患いつも生き続けようとする患者とも意見を交換してきた。しかし、小島に光は見えなかった。そのような彼女を、一体誰が止められるというのか。

私が部屋を出ようとした際、小島がさりげなく言った。

「宮下さん、お願いがあります。どうか、ありのままの私を伝えてくださいね」

彼女の生き方は尊重したい。ただし、同じ症状を抱え、それでも生き抜こうとする患者がいる中で、全員が参考にすべき手本ではないとも思っている。小島の場合、彼女の価値観や死生観、家族環境や社会環境など、様々な要因が重なり本人をその方向に導いた傾向が強く、同じ悩みをもつ患者全員に当てはめてはならない話だと思えるのだ。

何よりも私が強調したいことは、彼女の場合、自らが描いた最期を全うするための周辺環境が整っていたことだ。

日本社会では、家族の理解なくして個人の意思を押し通すことが難しい。だが小島は、本当に姉たちの理解を得られているのだろうか。彼女たち姉妹の本心がいかなるものかは、この時は時間の余裕がなく、じっくりと話ができず分からなかった。

ホテルの部屋に戻り、しばらくすると笠井から電話があり、近場のレストランで夕食をともにすることにした。今回の滞在で、笠井に同伴してきたカメラマン井上秀夫(43)も一緒だった。

彼は、ここに来る前の現場だった北京でも、笠井とタッグを組んでいたという。その時は「米中覇権争い」がテーマで、その次が「安楽死」とはハードな取材の連続だと思った。

スイスの郷土料理専門レストランには、スイスと日本のハーフの女性がウェイトレスとして働いていた。彼女が突然、日本語を流暢《りゅうちょう》に話し出したので、笠井も井上も安堵した様子だった。メニューの理解にも困らなかった。三人とも同じ肉料理を頼み、井上はグラスビール、笠井と私は赤のグラスワインを注文した。

このレストランに来る前から、私の目の前に座る笠井と井上の様子がおかしい。お互いにあまり話をせず、どんよりとした空気が漂っていた。私はこのタイミングまで、井上とまともな会話を交わしていなかった。

小島の部屋に入った時には井上がカメラを回していた。北京から長時間のフライトでバーゼルに到着し、早速カメラを手に持ち、相対するのが2日後に安楽死する小島となると、その心労も想像できる。

ここまで笠井がすべての下準備を進めてきたとはいえ、番組の成功は井上がこれからどんな絵を撮るかにかかっている。しかし、井上の顔からは疲れのほかに、迷いのようなものも感じられた。ビールを喉に流し込みながら、井上が笠井に向かって口を開いた。

「笠井さん、ちょっと聞いていいですか。さっきから、明日はミナさんとお姉さんたちと一緒に散歩に行くような話をしていますけど、それってこちらとしてはカメラを回す前提ですよね。そのことは、ちゃんと向こうに伝えてあるんですか」

井上は、淡々と語ってはいるが、視線は厳しかった。安楽死を遂げるまでの過程をカメラに収めるという難しい仕事を前にして、十分な撮影計画が練られていないことを井上は不安視した。笠井はボソリと答えた。

「いいえ、それはまだ……」

井上の表情はさらに暗くなる。私は、同じチームの二人に生じる緊張を目にし、この取材の難しさを再認識した。小島たちを前に、われわれは表面的には黙々と仕事をこなしてはいるが、心の中はあまりにも複雑だった。井上が続ける。

「われわれとしては、そういった映像を収めたいことは十分、分かるんですけどね、笠井さん。でも、彼女たちの貴重な時間を奪っていいんですか。さっきから僕もカメラを回していますけど、これだって本当にいいのかどうか分からないんですよ。だから、ちゃんと僕にも指示を出してくださいよ」

笠井は、その場で押し黙るしかなかった。小島からカメラを回すことの理解は得たものの、放送許可はもらっていなかった。後に笠井に聞くと、この時点ではそうした状況を井上に伝えられていなかったという。小島がスイスに来られたことさえ、綱渡りの連続だったのだから、笠井だって出たとこ勝負で挑んでいたのだろう。少して笠井が口を開いた。

「この後、ちゃんと話すつもりです。ミナさんとお姉さんたちと一緒に街中を散歩し、山にお連れすることについてはもう合意をいただいていますので……」

笠井が俯《うつむ》きながら、食べかけたパンを片手に、ため息混じりの声を出した。言葉にできないジレンマを感じているように思えた。笠井は、新鮮な肉料理を数切れしか口に運ばず、食も進まないようだった。

われわれは、ほとんど会話をすることなく、食事を済ませた。私は、肉の焼き加減が良かったことくらいしか覚えていない。ウェイトレスが明るい表情で、「料理はいかがでしたか」と、日本語で尋ねてきたが、味わった記憶さえないまま、「おいしかったです」と言った。三人が一致したのは、その答えだけだった。

「これからミナさんとお話をしたいので、ホテルに行ってきます」

笠井はそう言うと、ウェイトレスに地ビールのテイクアウトを頼んだ。それを指に2本挟み、われわれが泊まるホテルに一旦戻った。自室でビールの栓を抜いた後、笠井が私の部屋のドアを叩いた。

「宮下さんには、いろいろとお世話になりっぱなしで、ゆっくりお話もできずにすみません。僕たちも本当に考えるべきことがたくさんあって、彼があんなふうに話しているのも理解できるんです。本当にご迷惑をおかけしてしまって申し訳ございません」

二人を責めるつもりはない。井上は、死にゆく人間を前にして、入念な計画と最低限の配慮がないことへの不安を口にした。一方の笠井は、それらを分かった上で、世に問うべき番組を作るために手探りで前に進もうとしていた。

どちらの態度も理解できるし、正解もない。

私も、過去、安楽死の現場に立ち会う際、いつも迷ってきた。井上の言葉に対して笠井が戸惑いを隠さなかった様子を見て、笠井の誠実さをむしろ感じた。

栓を開けたビールを両手にそれぞれ持ち、「じゃあ行ってきますね」と言って、笠井は小雨の夜の中、小島のホテルに小走りで消えていった。まるで親に叱られ、急ぎ足で家に帰る子供のように見えた。この夜、笠井は小島から正式な放送許可を得たという。

部屋のドアを閉め、原稿を書き始めた夜の11時半、前著『安楽死を遂げるまで』の原稿執筆の段階で医学的アドバイスをいただいた鳥取大学准教授の安藤泰至《やすのり》から、メールが届いた。

3時間半後に、ALS患者の話を踏まえた「安楽死・尊厳死の問題点と介助者確保について」の緊急集会（憲政記念館）を、フェイスブック上でライブ配信するという。

そのころ俄《にわか》に高まりつつあった延命治療の中止、すなわち「尊厳死」を法制化しようという動きに対して、その理解や問題点を議論するものだという。

終末期医療はいまだグレーゾーンだ。それに対しガイドライン作成や法制化を進めようという動きは、医療や政界など様々な世界で見られる。しかし、その前に安楽死、尊厳死の違いすら日本では一般に認識されていないという大前提があることを忘れてはならない。

拙速な動きに警鐘《けいしょう》を鳴らす安藤の活動には最大限の敬意を払いたい。だが、私の眼前で起きている現実を、彼らはどう思うだろうかと、少し考え込んでしまった。

先ほどホテルの部屋で聞いた小島の言葉が頭の中に甦《よみがえ》ってきた。彼女は死の恐怖について、こう言っていた。

「(安楽死に対する)不安な気持ちを数字で表すならば、退院1週間前が8から9。成田空港でも8から9。だけど、今日は0に近いんです。自分でも驚きがありましたよ。もっとジタバタすると思っていたのですが、意外と落ち着いているんです」

その落ち着きは、次の表現でより確かなものとなった。

「現世を離れることができることに、どこかホッとしているところがあるんです。昨日は怖かったんですけれど、今日は怖くないんですよ」

この感覚は嘘ではないと思った。

彼女は、癌患者のような「期限」がないことを苦しみだと主張した。多系統萎縮症が発症しても、人によっては10年、20年、生きることもあるという。寝たきりのまま、どう余生を過ごせばいいのかという不安を、彼女は日々、抱えて闘病生活を送ってきた。

小島にとって最悪の事態は、早い段階で意思表示ができなくなり、スイスでの安楽死という選択肢が消えてしまうという恐怖だった。スイスに渡った今、その恐怖は消え、小島の表情からは安心のようなものが感じられるのだった。

彼女が日本から持参した私物は、昔の写真以外、何もなかった。だが、小島の両手には、たくさんの指輪が嵌《は》められていた。数ある指輪について、彼女はこう語っていた。

「なかには、贈り物もあります。私を仮にも好きだと言ってくれた人がいて、その人が買ってくれたもの。自分へのご褒美的なものもあります。私が一生懸命やってきたことの象徴でもあります。う〜ん、そうね、人生を終えるに際して自分を身ぎれいにしたいという発想が強いです。その道具の一環ですね。身ぎれいにしたい。指輪は道具の一環。感情的な思い入れを言えば、働いたことの象徴。愛情の象徴。憎しみの象徴。あっは！」

小島は周囲を心配させないために、このように時折冗談めかして語る。

後に、小島がスイスでたくさんの指輪を嵌めていたことを恵子に話すと、彼女は「本人は、これまで頑張ってきた自分へのご褒美という意味合いを強調していたけど、私には、最後のオシャレという女心を感じました。あの指輪にはいろんな思いが詰まっているんだと思って、切なかったです」と答えた。インタビューには和やかな雰囲気が流れていたが、そこには近しい家族にしか感じ取れない小島の緊張や不安もあったことだろう。もちろん恵子と貞子だって、未知なる体験に疲労も募ったに違いない。

その日の晩、とりあえずの第一関門となるプライシックの面談を終え、三姉妹は一息ついた。バーゼル市内のレストランで、郷土料理を頼んだと聞いた。恵子も貞子も、味はほとんど覚えていない。一つ覚えているのは、三人が「本当に私たちはスイスにいるんだよね。ここまでよく辿り着けたよね」と口々に感慨を漏らしていたことだった。

4

翌27日も、恵子は早朝に目が覚めた。小島も起きていたので前日同様、風呂に入れ、身支度を調えた。この日も、プライシックとは別の医師との面談が午後4時に予定されていた。

日中、三姉妹は、笠井とともにバーゼル市内を見物した。市場に足を運び、小島の希望で山の景色も見に行った。

午後2時前にはホテルに戻って、医師の到着を待った。この医師が異議を唱えなければ、小島は翌朝には安楽死することになる。私は、小島のホテルの部屋に赴き、もし自殺幇助に至れば、もう最後になるであろう対話に臨んだ。

部屋のドアをノックすると、貞子が顔を覗かせ、私を部屋の中に招いた。いつであっても、恵子と貞子は笑顔を絶やさないが、特に恵子は必死に笑みを作っているように思えた。しかし、ベッドで体を休めている当の本人は、冷静な面持ちでこちらを見ながらニコニコしている。もう怖くはないのだ……。

窓際の椅子に座り、ICレコーダーのボタンを押す。「事実を描きたいので、失礼な質問もするかもしれない」と前置きをし、会話を始めた。ちなみに小島の構音障害はほとんど気にならなかった。スイスに来てからかなり治まったと姉たちも言っていた。

小島が、まずはスイスに辿り着くまでの問題について、語り出した。

「宮下さんが『28日は難しいだろう』と言ったので、意気消沈しましたよ」

どうやら、私がメールで送った個人的な判断に引っかかっていたらしい。正直に話すべきだと思い、こう答えた。

「期限が迫っていたことと、基本的な書類が集まらないとなると、難しいのではないかと思っていたんです」

実を言うと、小島のスイス到着後もプライシックとの面談が終わるまでは、小島が安楽死できる確率は低いと思っていた。事前に医師の診断書さえ届いていないのである。

私の答えを聞き、小島が書類上の問題で、何が起きたのかを詳細に説明した。

「基本的な書類というか、エリカ先生からも国際電話をいただいて、彼女はしきりにメディカル・レポート、メディカル・レポートと言っていたわけですね。私はすでにその時、主治医から英文での診断書を取っていました。それは現在、持っています。それを持参して行くと英語で言ったつもりなんですが、いかんせん日本語もこうなってしまったし、英語はなおさら発音が不明瞭で、全然、分かってくれなかったんです。それで、最後はお互いに『声が聞けて良かった。バイバイ』で、それで終わりでした。こんな電話をスイスに行く前に交わしたんですね」

前述した通りメールが機能しなくなっていたため、国際電話が使用されていたという。小島は、必死に診断書を持参することを伝えた。「全然分かってくれなかった」

といっても頭の切れるプライシックは、小島の意図を理解したのだろう。私は二人が国際電話で会話しているとは思っていなかった。お互いに連絡がつかなかった時期を経て、突然プライシックが受け入れ態勢を示したことが疑問だったので、一つ謎が解けた思いだった。

「プライシック先生の印象は、会ってみてどうでしたか」

「シンプルを良しとする素敵な女性だと思いましたよ」

シンプルが聞き取り難く、「シンプルですか」と、私が聞き直すと、小島が「ごめんなさいね、私の言葉が聞きづらくて」と言って謝った。彼女がそのまま続けた。

「飾り気がないけれども、ありのままで美しい方だなと思いました。それで一番最初に彼女は、日本にいればもっと生きられるのに、なぜスイスに今、来なければいけないのかということについて話しました。それはつまり、日本に安楽死制度がないということで起きる問題点や矛盾点についての話です。ああ、それこそが、ここに来ている日本のマスコミの方とかに知ってもらいたいことなんだなと思って聞いていました」

彼女は「ありのままで美しい」と言った。ありのままという言葉を彼女は好むようだ。私にも、「ありのままの私を書いてください」と語っていた。率直な話を好む小島は、わずか1時間の会話の中で、プライシックに相通ずるものを感じたのだと思う。

続けて小島は、実現しなかったが、できることならニューヨークへ行きたかったと言った。自分を見つめ直すことができる都市という認識を持っていたという。

自分を見つめ直す。そのことは、彼女の後半生の課題だったようだ。もう一つのやり残しについてはすでに語っていたが、再び口を開いた。

「子供たちの教育に力を注げなかったことです。もうちょっと自分の力を試してみたかったという思いはあります」

なぜ小島は、そこまで子供の教育に関心を持っていたのだろうか。

「それは自然と自分が反応したから。何かについて興味を持つか持たないかは、自分が一番大きな鍵だと思うんですね。子供への教育もそうだし、実を言えば、精神医学とかにも自分は反応してきたんです」

ところで、小島に死を思い留まらせようとした妹の有紀を、結果として悲しませたことはどう思っているのだろう。彼女は、隣県に暮らしているが、いずれは新潟に戻る計画を立てている。その上で、小島の介護をする覚悟があると話していた。小島を思い留まらせようとした説得は3度にわたった。

小島が、妹の言葉を振り返る。

「有紀ちゃん夫婦は、子供を作る考えもないし、いずれは新潟に戻るつもりだって。いずれは恵子姉ちゃんも年をとる。私（小島）さえよければ面倒を見てあげるから家においでよ、と言ってくれた。それを聞いた時は、とても嬉しかった」

小島は妹のことを語ると笑顔になる。冷静に自らの考えを述べた。

「妹は、自分の感情に重きを置いているから（安楽死）反対論者だったと思う。私は死については、患者本人の意思が一番重要だと思っています。反対者の意見は気にならなかったからスイス行きを望んだんです」

価値観は、人それぞれで、私が口を出すべきことでないのは分かっている。しかし、姉を失ったという、悲しみを引きずって生きていかねばならない妹の気持ちはどうなるのか。彼女が病院を3度訪ねて来た際に、小島はどう説得したのか。

「1回目は、私がスイス（の安楽死団体）に登録したいと言っていた時なので、その話を眉唾《まゆつば》的に聞いていたようなんです。2回目、3回目に来た時は、スイスに行くことが本決まりになる気配で、もう号泣でしたよ。その時、有紀ちゃんは、『お姉ちゃんが死んでしまうのね』という気持ちがあったと思います。泣きながらしがみつくようなタイプではないので、頷きながら泣いていました。私が安楽死の了承を取ったのは、姉妹だけなんですが、誰一人として、『行かないで』とは言いませんでした。それは冷たいというよりも、私は自分の道は自分で切り開くというタイプであることを分かっていたので、言っても無理だと考えていたんじゃないかな」

有紀も渋々、認めざるを得なかったのだろう。

小島は最後、有紀にこう言った。

「私は思い残すことがないんだよ。行きたいところへも行ったし、食べたいものも食べたし、思い残すことは何もない。だから悲しまないでちょうだい。安楽死できることは幸せなことなんだよ」

有紀は泣きながら、「分かった。お姉ちゃんがそう望むなら、分かったよ……」と声を震わせた。

この時を思い出していた小島は、突然、「ごめんなさい」と言って、泣いた。

私が涙する小島を見たのは、この時が初めてだった。もう二度と会うことのない妹を思い浮かべ、自然と涙が溢れた。別れは辛いが、生きることも辛い。小島は、生きる辛さから解放されるほうを選択したのだ。

「複雑ではないですか」

そう尋ねると、小島はあっさりと、「複雑ではないです。自分でも不思議なくらい」と言った。恵子と貞子も、それを聞きながら、ただ頷くだけだった。

姉二人に対して、心残りはないのか。しつこいようだが、私は、やはり家族の心境がもっとも気になることだった。姉妹三人が目を合わせて、小島が思いを吐き出す。

「私が小さい頃から面倒をみてくれたので、本来ならば、私がいろいろとしてあげなければいけないのに、その逆で、今現在、こうなって……。私がどんどん動けなくなっても愚痴一つ言わずに面倒をみてくれて、とても感謝していますよ」

恵子が横でうんうんと頭を上下させながら、耳を傾けている。妹の正直な言葉に心を動かしているように見える。だが、小島は、「はっきり言うけどね」と、彼女らしい素直すぎる思いを打ち明けた。

「その反面、理解が足りないという憤りもあります。ちょっと回転がトロいんです」

恵子が「あはは」と笑って、「私がね」と、人差し指を鼻に当てた。小島が続ける。

「そういう意味で、何でここが分からないのかなとか、何でここに気づかないのかなとか、そういった焦《じ》れったさを感じました」

それを聞いて恵子が言葉を付け足す。恵子は、常に相手を気遣う、優しさに溢れた女性だ。

「私は本人が、これが必要だろうと思ってやることが、（本人にとっては）大したことじゃなくて、本当にやってほしいところに気がつかない。だからその……」

小島が恵子の発言を遮り、言葉をつなげた。

「人間は各自、眼鏡や物差しを持っていると思うのですが、うちの姉は姉の物差しでまず考えちゃうんですよ。姉の眼鏡で物事を見る。だけどそれは、私の眼鏡、私の物差しとは違うわけで……。分かりやすい例をあげれば、一緒に住んでいる時に、姉は、私に労力をかけさせまいとするわけだけど、私の存在を打ち消してしまうこともあるわけですよ」

恵子の夫が経営する会社は、自宅のすぐ隣にある。小島は、まだ動ける時には、義兄の会社の社員たちと会話を交わすことが外部と触れ合う機会の一つだった。病院などへの送り迎えを彼らに手伝ってもらうこともあった。だが、恵子は妹を思うあまり、介助にまつわる仕事を家族でこなすようにし、外の人間に気を遣わずに生活できるようにした。小島は、それによって「存在感がゼロ」になったと嘆いたということなのだろう。

恵子は「ミナちゃんは無理している」と気遣ったつもりが、逆効果だったのだ。そのことをよく理解してくれたのが「二番目のお姉ちゃんだった」という。貞子は、それを聞いても何も言わなかった。恵子は、「性格が違うんですよね。自然と役割分担をしていたんだと思いますね」と話した。

いい三姉妹だと思った。彼女たちの歯車が嚙み合った結果、スイスに至ったということを思うと、複雑ではあったが……。

5

「昨夜はよく眠れましたか」

私が、話を切り替えると、小島の目尻が垂れた。

「眠れました、あっはっは！　はい、眠れました、はっはっは！」

「とてもよく寝ていましたよ。体が疲れていたんじゃないかな。いびきもかいていました」

同じ部屋に泊まる恵子も、そう言って笑う。小島は、まだ笑い続けている。

「あの、眠れないほど怖いとか、眠れないほど心配だとか、それははっきり言って、ないです。怖いか怖くないかは、やっぱり考え方なんですよね。怖くないと感じられた契機として、そこに至るまでの自分の考え方があり、それが何かと言えば、人間は、いつかは死ぬ生き物ということ。その死ぬタイミングというのは、遅かれ早かれ人によって違いはありますが、やっぱりあるんですよ。そのタイミングが私にとって、今だと思うと、自然と受け入れることができるんです」

人間は必ず死ぬ生き物。小島の言う通りだ。健康であるうちは、なかなかそう考えることができない。いや、そう考えたくないといったほうが正しいだろう。

自分に対してはもちろんのこと、他者に対してはことさらそう思えない。安楽死を試みる日本人に対して、最後まで生を全うすべきだと主張する傾向が私にもあるが、それはどうしても残された家族や伴侶のことを思ってしまうからだ。誰だって家族の死は考えたくない。

この姉妹に限っていえば、それらの共通理解はあるようだった。

小島は日本から、トラピコの写真と、昔の自分の写真を数枚持ってきていた。容姿も体型も変わる前の自分が懐かしいのか。カメラマンの井上は、前日、それらの写真をじっと見つめていたと小島は言った。

「私がミスセクシーに選ばれたことがあるって言ったら、井上さんが驚いていたんですよ。でも男運が悪かったんです。変な男ばっかが寄り付いてきたんだよな〜、あっは！」

恵子も貞子も「モテモテだったんですよ」と言い、部屋は笑いに包まれた。

しかし、小島が家庭を持つことはなかった。

「もし自分に子供がいるとしたら、きっと違ったと思うんですよ。自分が（この病気のため）何かをしてあげることはできないけれども、その子の幸福を見届けたいという願望はあったと思うんですね。何かしてあげたいとか、見届けたいとか、そういう対象がないんです。結婚もしたいと思ったことはないんです」

子供がいれば、違う選択をしただろうということは、小島以外の安楽死希望者からもこれまで何度か耳にしてきた。子供のためにも自分の意思だけで死んではならないというのだ。

人間は年を取るにつれ、変わっていく生き物だ。小島が自立心の強い女性だとはいえ、ある程度の年齢になると、寂しさを覚えることもあるのだろう。

「この歳になって、この病気になって、初めてパートナーは必要だな、ということを感じました。パートナーが必要ということは、イコール婚姻関係です。そういった相手を大切に思うという気持ちは人間として自然なことだし、あるべき感情だなというのは今になって分かったことです。だけど、子供がいなくて旦那さんがいたとしたら、私はおそらく離婚していたでしょう」

その考えは小島らしいが、実際に結婚生活を送っていたら、まったく別の展開になることだってあるだろう。

自我の強さは小島の個性だと思うが、彼女がもう少し「弱い部分」を見せることができれば、この決断に至らなかったのではないかと思ってしまう。しかしながら、現実として彼女は強い人間なのだから、それ以上考えても意味はない。

「義務と権利ということをよく考えるんです。生きる義務があれば、それを道標にして生きていこうと思えるのですが、生きる権利というのは意外と持て余すものなんだな、というのが私の考えなんですね。今現在も、生きる権利で言えば、あると思うんですよ。それは日本国憲法でも保障されているし、生命体として生まれてきた以上、生きる権利は保障されていると思うんです。でも、個人で考えた場合、義務があればそれに向かって生きていけるけど、権利というのは持て余すというのが実感なんです」

これを聞き、私は思った。これは彼女という強い人間ゆえの結果論なのだ。その人間の性質を変えることなどできず、もしここで私が安楽死を強引な手段で諦めさせたとしたら、彼女は失意の余生を過ごすことだろう。

したがって、この選択は、家族同意の下であれば、彼女の人間性を考えた上でも、正しかったのではないだろうか。そう判断せざるを得ない気がしてしまう。

ただ、もし日本でも安楽死が認められていれば、小島は「ここまで急ぐことはなかった」とも漏らした。当初、プライシックから提案された2019年3月の自殺幇助日まで、待つことができなかったことは驚きだったが、その理由は、彼女には明白だった。

「日本で安楽死ができれば、こういう頼み方ができたと思うんです。私が寝たきりになり、四肢もまったく動かなくなった状態で、言葉も発することができなくなった場合、安楽死の手配をしてほしいと。ここ（スイス）なら考え（希望）を述べることができるんですよね。でも、それが日本ではできない。だから元気な今だからこそ、スイスに来たというわけなんです」

「元気な今」という部分は、健常者にはなかなか理解できない。この多系統萎縮症という病は、進行性で、身体中の筋肉が次第に衰えていく。小島は、突然、「ちょっとすみません」と言って、鼻をすすった。口蓋垂《こうがいすい》（俗に言う喉ちんこ）の筋力が低下しているため、痰を処理する力が働かず、時々、鼻が詰まるようなのだ。こうして体全体の機能が破壊されていき、いずれは会話もできなくなる。

小島は、「私の安楽死は悪い例」と言って、言葉をつないだ。私は、自分を正当化しようとしない小島の姿勢に惹かれていた気がする。

「お金がかかる、時間がかかる、そして自分の死期を早めている。悪い点だらけです。でも、日本で安楽死を考える際の一つの懸案事項としてもらいたいから、私が今回、挑んでいるんです。スイスに行けば安楽死ができるから万歳と、そこまで単純ではないんです。どちらかと言うと、日本でできないからわざわざスイスまで来るという、一つの悪い例として分かってもらいたいんです」

プライシックと同じことを彼女は言っているのだ。あえてスイスまで来ないで、それぞれの国で実現できることが本来は望ましいという発想だ。

国の医療や法制度、生命倫理的側面を除外した上で、ロジカルに考えれば、確かにその通りであろう。しかし、法を制定することは様々な危険を孕《はら》んでいることを、私はこれまで述べてきた。安楽死を希望するのは、小島のような確固たる死生観を持つ人間ばかりではない。一時の気の迷いで安楽死が叶えられてしまえば、取り返しのつかないことになる。

患者側だけの問題ではない。法制化するということは、安楽死行為に及んだ医師が免責されるということだ。医師がどのような思想を持つかで、患者の運命が変わってくる可能性もある。感情面では安楽死に理解を示しつつも、やはり現実論で対処するべきだというのが、私のこれまでの主張である。

小島の声に力がなくなってきた。話すスピードも徐々に落ちている。疲れが見えてきた。私は、1時間を目安に取材すると決めてきた。これ以上、体力を消耗させ、姉妹の時間を奪うわけにもいかない。そろそろ退室しようと思い、最後に一つだけ訊いてみた。

「明日、最期を迎えるのですが、幸せだという実感はありますか」

小島は言った。

「幸せだという思いはありません。どちらかというと、恵まれているという考え方はします。たとえば、家族がここまで来てくれたこと、メディアの方が興味を示してくださったことに対して、恵まれていることだと捉えています」

この1時間後、小島は、二人目の医師クリストフ・ワイドマンの訪問を受けた。真っ白でフサフサした髪が印象的だった。彼もプライシック同様、見た目は医師らしくなかった。革のジャンパーとジーンズというラフなスタイルがそう思わせてしまうのか。

2回目の診断が終わった。NHKも私も、部屋の中での取材は断られてしまった。プライシックの診断と変わらないが、彼は、むしろ患者の精神状態に重点を置き、本人の意思が明瞭かどうかや、死ぬことに対する本人の動機など、外部の人間には分からない質問を続けたという。

後日、ワイドマンは「ミナはとても強く明瞭な意思を持つ女性だと思った。彼女の願いを受け入れざるを得なかった」と話していた。

小島は、何を知りたかったのかよく理解できなかったと、診断後に語っていた。だが、彼女の顔色は明るく、いよいよ翌朝の自殺幇助に現実味が帯びてきたことに思いを馳せているようだった。

自殺幇助が、ついに二人の医師により許可されたと考えていい。この後、理事長の弁護士、副理事長の医師、民間人の会計係の三人で構成されるライフサークル理事会で、最終的な審査が行われ、正式に自殺幇助が認められるだろう。

万が一、許可が下りない事態が発生すれば、今晩中に私の携帯電話が鳴るに違いない。

深夜0時をまわった頃、翌日の自殺幇助を確信した。

6

11月28日午前6時半。携帯電話のアラームが鳴る前に、私は自然と目覚めた。あまり熟睡できなかったためか、体に気だるさを感じていた。カーテンを少しだけ開けてみたが、外はまだ暗かった。

シャワーを浴び、髪を乾かし、濃いめの色の服を着た。服の色など、小島は気にしないのかもしれない。身支度をしながら、もうすぐ小島がこの世を去ってしまうということに今さらながらに考えてしまう。

私の行動は正しかったのか。あの本を書かなければ、小島はどうなっていただろうか。

死期を早める行為を実現させたのは、私かもしれない。昨日、小島は「宮下さんのおかげで」と、不吉な表現を何度も繰り返した。正しい活動をしているのか。この時点では判断が難しい。自らの筆の責任について、今後も考えていかなければならない。

コーヒー一杯を朝食がわりにし、小島のホテルに向かった。この日は曇り空で、小雨が降り注いでいた。7時50分、ガラス張りのホテルの1階レストランで朝食をとる車椅子の小島を、外の道端から眺めることができた。

ネイビー生地に紫や赤が混在する長袖セーターの上に、フェンディのグレーマフラーを巻き、黒のレギンスを穿いていた。とりわけ正装するわけでも、厚化粧で締めくくるわけでもなさそうだったが、首元のマフラーが彼女を上品に見せていた。笠井と井上は、すでに同じテーブルで朝食をシェアしていた。

レストランに入ると、小島は、すぐに私を発見し、軽く頭を下げる仕草とともに質問した。

「宮下さん、唾石症はもう大丈夫なんですか」

そう言って、車椅子から私を見上げ、ニコニコと笑っている。

――なぜ、そんなに笑っているの？　あなたは、あと2時間でこの世から去ってしまうというのに。そのベーコンがなぜ、喉を通るんですか。そんなに焦げている平たい一切れが、あなたの最後の料理でいいんですか。

私は、本音と別の顔を作ることに必死だった。小島はこの51年間、毎日、迎えた朝と何ら変わらず、また明日がやって来るかのように淡々と食事を口に運んでいた。

小島がコーヒーを飲もうとした時、カップをうまく支えられず、セーターにこぼした。私は、テーブルにあったナプキンを反射的につかみ、胸元の黒い雫《しずく》を拭き取った。普段でも同じことが起きればそうするだろう。だが、この時は、動くことで寂しさを埋めたいような心境だった。

前夜、日本で待つ貞子の夫から、小島に電話があったことを食事の席で知った。小島の義兄にあたる夫は、「あんたは偉いよ。俺だったらできない。あんたの勇気は尊敬するよ」と声をかけ、小島も感謝と別れを告げたという。妹の有紀にも別れの挨拶は済ませたようだった。

一方、私はこの段階になっても、小島の安楽死を心中では認めていないのかもしれなかった。過去に彼女のような人たちを看取ったことはあるが、死期が迫っておらず目に見える苦しみがない人々が自死する姿には抵抗を感じてしまう。それは正常な心理ではないだろうか。

あと2時間……。彼女がいなくなる。そのことに異議があるのではなく、想像し難かった。

朝食を終え、ホテルを出る。小島と二人の姉は、朝8時半過ぎに障害者用のタクシーに乗り込み、人口1万4000人の町リースタルに向かった。この町の山麓《さんろく》にライフサークルの施設がある。

私は、笠井のタクシーに乗り込んだが、途中で、プライシックの兄ルエディと合流し、彼の車で移動することになった。施設周辺の薬局に行き、致死薬の購入に付き合わされる羽目になったのだ。

ルエディとは前著の取材からの付き合いだが、私と行動することが好きらしい。2016年の初夏、バーゼル市内の自殺幇助施設を引き払い、現在の市郊外の施設に引っ越す際、私に手伝わせたのも彼だった。

薬局の販売員が茶色いプラスチックボトルを手に持ち、レジに向かってくる。このボトルに詰められた粉が、一瞬で死に至らしめるペントバルビタールだ。彼は、自殺幇助の際にビデオカメラを設置し、幇助後に警察に視聴させる動画を撮影する係だった。彼も毎週、1、2人の患者を見送っている。その彼が言った。

「最近は、この薬を薬局で買うのが難しくなっているんです。以前、お願いしていた薬局は販売を停止しました。自殺幇助に使われるため、それを嫌がる人たちが多いんですよ」

人の息の根を止める薬が、たった数百円で売られていることにむしろ驚いた。

予定よりもだいぶ遅れてホテルを出発した小島と姉たちは、9時20分に到着した。タクシーを降り、閑散とした林の中にあるアパートを前にして、病院をイメージしていた恵子と貞子は、「寂しいところだね」と囁いた。だが、小島は、この場所に新潟の風景を重ね合わせたようで、「そんなことないよ。私は好きだけど」と呟いたという。

私は、2階の入り口から小島が障害者用のエスカレーターを使って上ってくるところを眺めていた。その真横に隣接する住宅の窓には、薄いレースのカーテンがかけられているが、中から老夫婦と思われる二人がこちらを覗き込んでいる。週に1回、多い時には2回。この老夫婦は、安楽死希望者が施設の中に入るところを見届け、数時間後には棺桶が送り出される様子を見ているのだろう。

三人がアパートの中に入っていく。小島の前方でカメラマンの井上が撮影し、後方で笠井が見守る。姉たちは、鼻を啜りながら、だだっ広い部屋をキョロキョロと眺めた。三人とも目が少し潤んでいるようにも見えた。車内でどのような会話をしたのだろうか。

工場の2階を使った120平米ほどの大きなアパートで、月々の家賃は約30万円。玄関を抜けた一番奥の突き当たりが、患者たちが最期を迎える40平米ほどのリビングだ。目の前には、ポインセチアが飾られたベージュのダイニングテーブルが置かれ、左側の壁際にはリクライニングベッドがある。

ベージュの間仕切り本棚がリビング中央に配置され、その手前には赤いカウチソファが、後ろには黒いリラックスチェアーが置かれている。

空は相変わらず曇っていたが、室内は明るく、心地よい暖かさだった。小島は微笑みながら、プライシックが待つダイニングテーブルに車椅子を進めた。二人は、特別な会話をするでもなく、最後の書類にサインすべく用意に入った。

小島は、テーブルに両肘を置き、両手は軽く握られていた。後ろには、黒いコートを脱がず、ハンカチを鼻に当てて泣く恵子と、白いセーターに花柄のベストを羽織った貞子がいる。私は、この長いダイニングテーブルの一番奥に座り、黙って家族の様子を見届けていた。窓辺には、蘭の花とバッハのクラヴィーア曲集のアルバムCDが立てかけられている。

プライシックは、普段と変わらぬシンプルな服装だ。ワインレッドのスウェットパーカーに黒のジーンズ姿。彼女が白衣を着ることはほとんどない。本人の安楽死の意思や遺体処理方法が記された誓約書を読み上げ、内容を簡単に説明する。誓約書は、10年間、ライフサークルで保管されるが、その後は処分される。

「あなたの自殺幇助に支払われたお金は、エターナルスピリット財団に寄付されます。まずは、ここにサインをしてください」

エターナルスピリットとは、プライシックが設立した「世界規模での自殺幇助の合法化」を目指す財団だ。ライフサークルで自殺幇助を受けるには、同財団への申請も必要となる。ライフサークルが得た収入の一部は、こちらに回されているという。この書類のサインがまず一つ。

次に遺体処理に伴う同意書へのサイン。遺体は安置所で一定期間管理され、その後に火葬され、遺灰は郵送される。恵子と貞子も保証人として、住所登録とサインが求められた。

これらはすべて英語で朗読され、本来であれば内容も理解できなくてはならないが、その能力を三人は持ち合わせていない。プライシックに言われるがままに手を動かし、慣れないアルファベットで、日本とは反対の順序で住所を書き出した。

小島は、読解できない誓約書をじっくり読むこともせず、サインするためのペンを急いで握った。戸惑う顔は一切見せず、力のない指を恨みながら「字が汚くてごめんなさいね」と言って笑った。

到着から45分。すべてのサインを終え、10時5分を過ぎた頃だった。

「では、ベッドに移りましょうか」

プライシックが合図を出した。この「ベッドに移る」という言葉を表情一つ変えずに言い遂げる彼女は、やはり一般人とは感覚が違うのだろう。井上はカメラを回し、笠井はその横で音声マイクを持ち上げている。二人とも息を殺しながら、取材者に徹していた。しかし、笠井の手はわずかながら震えているように見えた。彼の顔には恐れのようなものが滲み出ていた。

恵子と貞子は、息を呑んだ。妹を見つめる表情に、さらなる緊張が走った。いつもの笑顔を作りたくても作れない。顔はひきつるばかりだった。小島はベッドに横たわる時にも、微笑を見せた。安楽死に向かう人間の感情は、いつも理解に悩む。

プライシックも「ちょっと待ってください」とか「これがリモコンよ」とか、ごくごく普通の会話を貫き、死にゆく人を前にした張り詰めた雰囲気はない。

小島がベッドに横たわると、プライシックがリモコンを使い、リクライニングベッドの傾きを30度ほど上げた。その横では、ルエディがてきぱきとした仕草で、点滴を取り付け、高さを調整している。ベッドが心地良い角度に傾く。彼女ははにかみながら言った。

「みんなが見ている。みんなの前で横になるの恥ずかしいよ」

ちょっとした、手術前の準備に取り掛かるくらいの様子にしか見えない。このすぐ後に眠ったら二度と目覚めない。そのことを彼女は分かっているはずだが、そうは見えなかった。

――ミナさん、いつでも止めていい。まだ遅くはない。日本に帰ってもいいんですよ。

部屋の片隅に腰掛けていた私は、心の中でそう呟いていたが、声には出せなかった。リモコンを元の場所に戻すプライシックは、周囲で話されている言語を理解しない。

マイペースで、淡々と準備を進めている。

「ミーナ、まだ致死薬を入れていないわ。食塩水しか入っていないの。だからストッパーを開ける練習をしてみてください」

部屋の隅から眺めていた私は、撮影する笠井と井上の背後にそっと移動した。プライシックとルエディは、病室にいる患者の世話をしているかのように点滴の位置を確認したり、致死薬の粉を水で溶かしたりしている。あまりに冷静だった。自殺幇助に慣れているからなのか、それとも、彼らにとっては小島が遠い国から来た他人でしかないからか。

このスイス人の兄妹が、どのような思いで自殺幇助の準備を整えているのか分からない。しかし、そんなことにはお構いなしで、小島はプライシックを見上げ、透き通った声で一語一語、丁寧に発音した。

「ドクター・エリカ、サンキュー・フォー・ユア・カインドネス。アイ・ライク・ユー（エリカ先生、あなたの優しさに感謝します。私は、あなたのことが好きです）」

その言葉を聞いた医師がどう捉えたかは分からないが、患者のベッドに近づき、肩をさすりながら返答した。

「ミーナ、あなたは、まるで私の妹のようだわ。私もあなたが好きよ。病気になったことは残念ですが、あなたは強い女性。体は弱いけど、心は強いわ」

そろそろ時間が迫っている。プライシックは、この時間を長引かせることを好まない。患者たちの心が揺れ動き、判断に乱れが生じることを警戒しているからだ。すぐに次の動作に移り、家族全員に語りかけた。

「では大事なことです。私が質問を終えた後、ミーナはストッパーを開けます。するとほんの30秒で、彼女は眠り始めます。みなさん、準備はできていますか」

昨夜までの団欒が嘘だったかのように、恵子が「ううっ……」と嗚咽《おえつ》を漏らし、「ごめんね、許してね」と言って涙を拭う。

最後の最後まで、笑ってその場を和ませていた小島が、その言葉を聞いた途端、声を震わせて泣き崩れた。

「そんなことないよぉ。眠って逝けるなんて幸せだよ。私は故郷に帰ってきてから人生が深まったし、最後にこんな形を作ってくれてありがとう。感謝しかないよ。すごく感謝してるから！　ありがとう。良かった、こんなに幸せで」

三姉妹は、互いの腕や肩を触り、頬や髪を撫でながら、慰め合い、泣きじゃくった。これまで小島を心配させぬよう、冷静さを装ってきたように見える貞子も、声を震わせて言った。

「またね、またすぐに会えるから。ばあちゃんによろしくね」

プライシックが廊下にあるキッチンから、致死薬を手に歩いてくる。

「ミーナ、今から薬を入れるわよ」

布団をパッパと妹の体の上にきちんとかけ直す姉二人。「足が見えたら恥ずかしいよ」と、すぐに反応する小島。

恵子が言う。

「やっと楽になれるね」

小島が答える。

「本当に最高の別れを作ってくれてありがとう。心から感謝している。幸せにしてくれてありがとう」

貞子が語りかける。

「有紀ちゃんから『ありがとう』って伝えてくれって言われたよ」

小島が泣く。

「有紀ちゃんが、私の妹で良かったよ」

胸元まで掛けられた毛布の上で、両手をそわそわさせ、「(愛犬の)トラちゃんの写真は」と尋ね、小島が最後まで大事にしていた写真を持ち上げる。

「これ、可愛いでしょ」と、プライシックに見せて微笑む小島。「まだ、ストッパーを開けてはダメよ」と、プライシックは念を押し、ルエディがペントバルビタールを点滴の袋の中にポトポトポトと流し込む。

患者と医師が、しっかりと見つめ合えるよう、プライシックはベッドの足のほうへ移動する。一度深呼吸をし、プライシックが小島の目を見つめる。小島が言った。

「じゃあ、私からの最後の言葉は、みんなみんな愛していると、ありがとう」

恵子はただ、同じ言葉を繰り返すばかりだ。

「ミナちゃん、ありがとね」

プライシックの四つの質問が始まる。まず一つ目。

「あなたの名前は何ですか」

「マイネーム・イズ・ミナ・コジマ」

二つ目。

「生年月日を教えてください」

「1967年10月7日」

そして、三つ目。

「なぜライフサークルに来たのですか」

小島が数秒考え、「えっと」と日本語で言い、英語で答える。

「その目的は……、死ぬためです」

質問の仕方が悪かったのか、この答えは、どうやらプライシックが実際に求めていたものではなかったようだ。医師は別の表現で聞き直す。

「なぜ、あなたは死にたいのですか」

「なぜ、あなたは死にたいのか」と、小島はプライシックの英語の質問を日本語に訳した上で、「Because I have very heavy sick（とても重い病を抱えているからです）。多系統萎縮症という治らない病気だから」と、途中から思わず日本語が出てしまう。「私は、MSAなのです」と、英語で付け加える。

プライシックが四つ目の質問を投げる。最後の質問だ。

「ミーナ、さっき言ったように、あなたには点滴の針が刺さっています。ストッパーを開けたらどうなるか分かりますか」

小島は、言い間違えることなく、即答した。

「Yes, I will go to die（はい、私は死ぬのです）」

何度も練習したフレーズなのだろうか。最後の答えは、完璧だった。質問がすべて完了した。あとは、患者の思いに従うのみだ。

「ミーナ、死にたいのであれば、それを開けてください」

「いいんですか」

「ええ、どうぞ」

「では、開けます。ありがとね、いろいろ」

私もようやく迷いが吹っ切れていた。これこそ、小島が望んだ最期なのだから。

一瞬の迷いもなく、小島は力の入らない親指で左手首のストッパーをこじ開けた。姉たちは、「あ〜っ」と手を伸ばし、助けたいという思いにかられたのか、体だけが前のめりになった。恵子は「ミナちゃん、ありがとう！」と、この数分間で最も大きな声を出した。

点滴に入った致死薬は、すでに手首の管に至り、血管の中に流れ込んでいるはずだ。もう誰も止めることはできなかった。

小島は残り少ない息を吐き出しながら、二人の姉に向かって言った。

「う、うぅ。本当に、ありがとう。こんな、私の世話をしてくれて。本当に、ありがとう」

亡き愛犬の写真を両手で持ちながら、小島は微笑んだ。

恵子は、妹の髪を撫でながら、泣き崩れた。

「ミナちゃん、ミナちゃん！　ごめんね、ミナちゃん！　あなたのことは誇りに思うから。これからもずっと、ね……」

横で呆然と立つ貞子は、妹を直視できないまま下を向き、鼻を啜り続けている。

60秒が経過した。

想定外の流れだ。致死薬が効いてこない。わずか30秒ほどで眠りに入ると説明されていたはずだ。小島は、意識がなくなるまで全身全霊の力を振り絞って言葉を発し続ける。

「笠井さんも、私のことをちやほやしてくれてありがとう」

足元のほうでマイクを手に持ち、頬に涙を滴《したた》らす笠井は、彼女の顔を覗き込みながら「好きだったからですよ。ありがとうございます」と、最後の言葉を投げかける。カメラがぶれないよう、必死で支える井上の目からも大粒の涙が流れている。

その時、彼女の表情から力が抜け、「んーっ」と息が漏れた。悶絶する様子はまったくない。恵子が「楽になれるね」と語りかける。

姉たちを見つめていた目は徐々に閉ざされ、これで最後になる言葉を振り絞り、吐き出す。恵子の泣きじゃくる声がリビング全体を包み込む。貞子は微動だにせず、妹の最後の呼吸に耳を澄ます。

「そんな～に、つ～ら～くなかった～よ～。病院にもみ～んな～来てく～れた～か～ら。す～ご～く、しあ～わせ～だった～……」

もうこれ以上、出ることのない息を吐き切ると、頭を支える筋力がふっと抜ける。

「ありがとね、ミナちゃん。ありがとうね！　あぁ、ミナちゃん！　忘れないよ、大事に思っているからね。ここにいない有紀ちゃんの分も、ありがとね。お疲れさま、安らかにね」

恵子の悲しみに暮れる叫びが部屋中に響き渡り、ついに我慢の糸が解けた貞子も

「あ〜」と泣き崩れる。

――ミナさん、安らかにお眠りください……。

これですべてが終わった。苦しみ続けた年月から解放されたのだ。ついに念願の安楽死を遂げ、小島ミナは51年の生涯に幕を下ろした。

7

小島ミナの死亡が確認されてから30分後、警察官二人、それとほぼ同時に検視官二人が施設にやって来た。死亡調査と検視作業を約1時間かけて行う。

ルエディがカメラに収めた自殺幇助の瞬間の映像を警察に示している。ちなみにスイスの他の自殺幇助団体は、ビデオ撮影を必ずしも義務としていない。

団体関係者は、プライシックとルエディだが、それ以外には恵子と貞子、笠井と井上と私が、その場に居合わせた。警察側にとって、これが毎週行われている自殺幇助現場だと分かっていても、他殺の可能性を疑って調査をしなくてはならない。全員がパスポートの提出を求められた。姉たちやＮＨＫの二人には現場調査に戸惑う様子が見られた。すでに遺体となった小島の寝顔を横目に、一旦、応接室に移動した。

恵子と貞子は、ぐったりとしていた。張り詰めていた緊張がほぐれ、慌ただしかった旅の疲れがどっと溢れ出たに違いない。彼女たちは、ハンカチを目元に当て、乾きらない涙を拭っていた。笠井と井上は、別の小部屋で窓の外を眺め、小声で何やら会話を交わしていた。

不謹慎だと思いながらも、恵子と貞子にそっと話しかけた。

「今、どんな気持ちですか」

まずは、恵子が鼻を啜りながら語り出した。

「自分で命を絶とうとして、いろんな方法を考えていましたから。地獄を避けようと思って、安楽死という道にすがるしかなかった。本当に苦しまなくて、私たちもホッとしました」

妹が死ぬまで、ほとんど声を出さなかった貞子も、ようやく落ち着きを取り戻していた。

「私は、病院みたいなところかと思っていて、ちょっと不安だったんですが、きれいなところだったのでよかったです。妹も、故郷（新潟）の村松というところに似ているから嫌いじゃないよと言っていました。それを本気で言ったのかどうか分からないけど、そういう言葉を出してくれたからまあいいか、と。自分が成し遂げたいことをしたわけだから、よかったと思いますね」

二人は、この安楽死を受け入れ、結果として小島のためには悪くなかったという思いで一致していた。本人が決めた死に方が叶えられたことに対し、満足しているようだった。

恵子は、自宅で首つり自殺を図った妹を何度も目にしてきたため、この選択は間違いではなかったと言い切った。

「安楽死ができるのは幸せだって本人は言っていましたから。もし自分がミナちゃんの立場で、この道を選べるんであれば、同じことをしているだろうと、こちらに来てから話していたんです。家族のことも考えたら、苦しみながら生きながらえるより自分もこちらを選びたいと、本当に心から思いましたね。この亡くなり方が不幸だとは、全然思いませんでした」

その考えは、貞子も同じだった。

「私は、もっと自分が乱れると思ったんです。でも、本当に苦しまなくて、ありがとう、ありがとうって言って亡くなっていく妹を見たら、逆に安心したというか、みんなに見守られて逝ったんだなあ、と。悲しみはもちろんありましたけど、安堵感もありました。本人が望むのであれば、家族の方を含めて考えた時に、安楽死という選択肢があっていいと思いましたね」

これが、妹の安楽死を目にした姉たちの正直な思いだった。私は、これまで欧米の患者と家族の反応しか知らなかった。日本人が安楽死の現場に居合わせた場合、描いていたイメージと実際に起きる現実のギャップに戸惑うのではないかと思っていた。だが、二人の表情は穏やかだった。

家族同士での話し合いが徹底されていればいるほど、安楽死を遂げた後、遺族の心は平穏を保てる。予告された死を前に、家族としっかりと別れが告げられ、全員覚悟の上で決行されるのが安楽死だ。いつ死ぬのか分からない状態では、こうした心の準備もできないことだろう。事前に話し合えたことが何よりも良かったと、恵子は胸を撫で下ろした。

「（自殺幇助の日が）バタバタと早まりはしましたが、その間に、いろんな濃密なことを話せたし、心の準備ができたし、これでやっと苦しみから解放されたねって、心から言ってあげられたんです」

これが小島にとって、最善の死であったことに異論はないようだ。万が一、安楽死ができずに日本に帰国する羽目になっていたら、事態は最悪の展開を迎えていただろうと姉たちは想像する。

恵子は、「また同じ労力を使って来るなんて無理でした。まず体が耐えられないでしょうし、あと精神的なものも。帰っていたら自暴自棄になっていたでしょうね」と語った。

自殺幇助の日程が決まるまで、恵子と貞子が妹に言わなかったことがあった。貞子が口を開く。

「いっそのこと、みんなで旅行に出かけて山から飛び降りようか、とも私たちは考えていたことがありました。一緒に死んじゃおうかって。後でこの話をしたら、ミナちゃんはそこまで考えてくれていたの、ありがとうと言っていました。本人にとっては、この安楽死は希望の光で、本人がそう思うのであれば私たちにとっても希望の光でしたね」

妹への愛情は、姉妹全員で心中してもいいと思うくらい強かった。その思いがあったからこそ、小島はスイスに行くことができたのだろう。ただし、日本の法律で認められた行為ではない。

実は、この件についても、小島は、姉たちにこう話していたという。

「スイスに来て、自分は死んじゃうからいいけど、お姉ちゃんたちに迷惑がかかってしまうことが心配。問題になるなら、取材も断ったほうがいい。だけど、自分としては問題提起したい気持ちもある」

この件が問題に発展するようなことになれば、小島は不本意だと考えていた。それを避けるための最低限のアイデアとして、「スイスで散骨してもらっていいよ」とも話していたという。恵子は、「できれば持ち帰りたいんですけど」と、目を濡らして言った。

検視が終わると、しばらくして埋葬業者が、棺を運んで中に入ってきた。木を切って組み立てただけのような棺の中に、白い絹が敷かれていた。彼らと一緒にわれわれ全員で小島の体を持ち上げ、棺の中に運びゆっくりと遺体を寝かせた。彼女が目を覚ませば、また「体が重くて恥ずかしいよ」とでも言い出しそうだった。

だが、その体はもうだらりとして、力を失っていた。日本と違い、釘を打つのではなく、蝶ボルトを指で回し、蓋を閉じる。遺体を運ぶ前に、恵子と貞子は、「ありがとね」と、最後の感謝を告げ、再び別れの涙を流した。

自殺幇助後、しばらく外で電話をしていたプライシックが、忙しそうなそぶりを見せ、中に戻ってきた。プライシックにしてみれば、いつも通りの行為だった。遺体がどこに運ばれ、いつ火葬になるのかを私に伝え、私がそれを二人に訳した。火葬は、5日後に予定された。

プライシックは、恵子と貞子に別れの挨拶をする前に、応接室で重要な話をした。「自殺幇助金の未払い問題」のことだった。私がその件を訳そうとする前に、二人はすぐに反応し、恵子がバッグから封筒を取り出した。プライシックから両替の指示を受けたものの、結局、その時間を取れなかったようだ。厚い日本円の札束を手に持ち、医師に手渡した。

「これ少し多いんですが、ミナちゃんが先生に感謝の気持ちだっていうことで……」

その札束を目にし、プライシックは、未払金と謝礼金を重ね、指でパラパラと枚数を数え始めた。その数え方の大雑把さを見ながら、私は不安になったが、突然、半分を過ぎた辺りで指を止めた。すると、数十枚はあるだろう束を恵子の手に戻した。

「え？　先生……」

恵子と貞子は目を丸くした。プライシックは、いつもながらの優しい表情で、彼女たちに語りかけた。

「これで十分よ。ここに来るまでに、みなさんすごくお金がかかったでしょ。スイスはとっても物価が高い国ですから。その分は、持ち帰ってください」

果たして、これは認められる行為なのか。寛大な心を持つプライシックらしい対応だと思えたが、果たしてこうした義侠心を、死を扱う現場で見せていいのかと疑問に思った。

国の、そして団体のルールが曖昧だとも感じた。とにかく、最初から最後まで、今回の自殺幇助はすべてが曖昧だった。私も初めて目にする光景だった。

もしかしてプライシックは、今回の出来事が日本人初という理由もあり、団体の収益を度外視してでも「意味のある自殺幇助」と捉えたのか。その意味とは一体何だろう。

「もう時間がないので、私は失礼するわ。みなさんお元気で」

そう言って、プライシックはいつも同様、風のように去っていった。

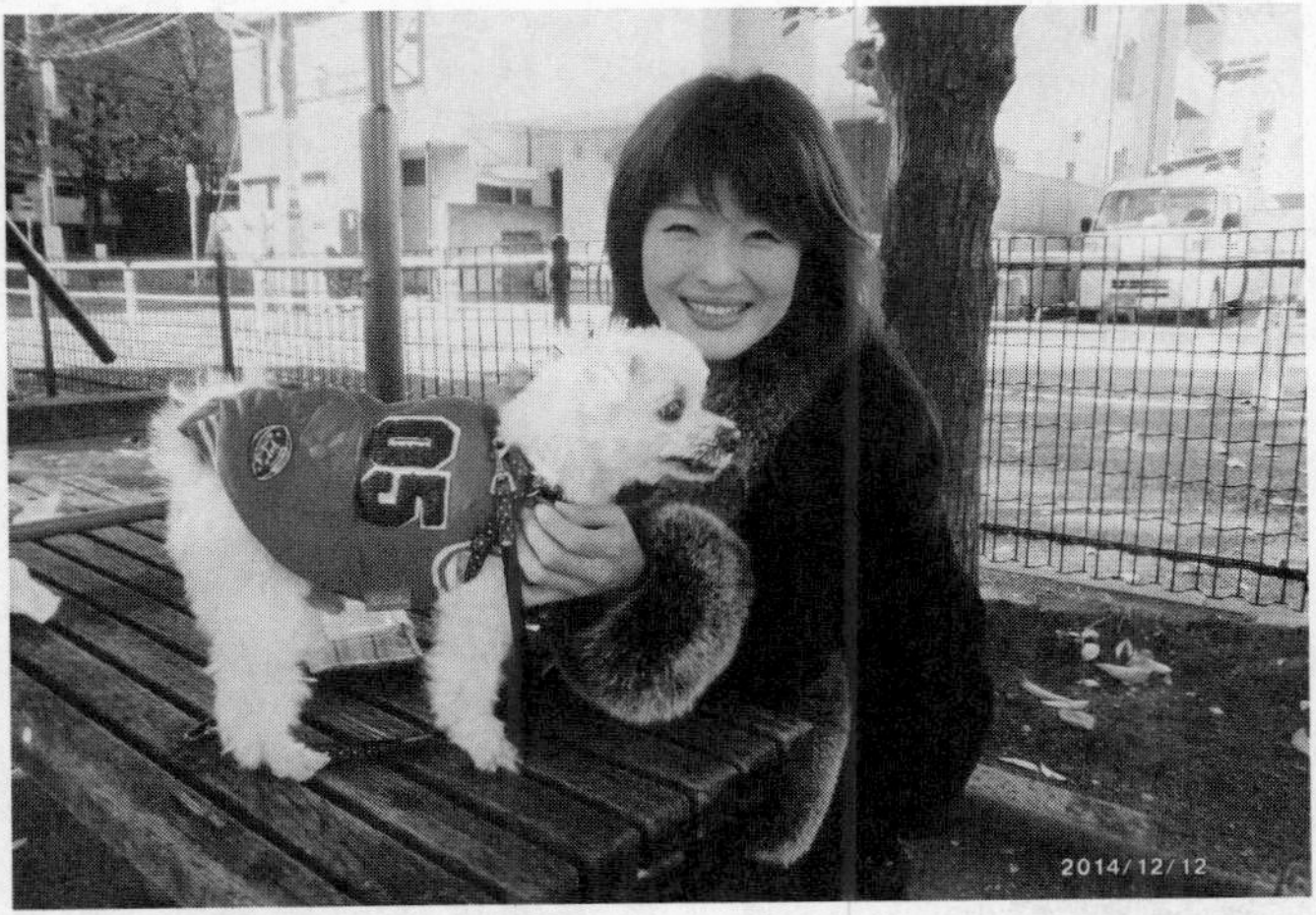

まだ発症前の小島ミナ。
愛犬トラピコとともに。

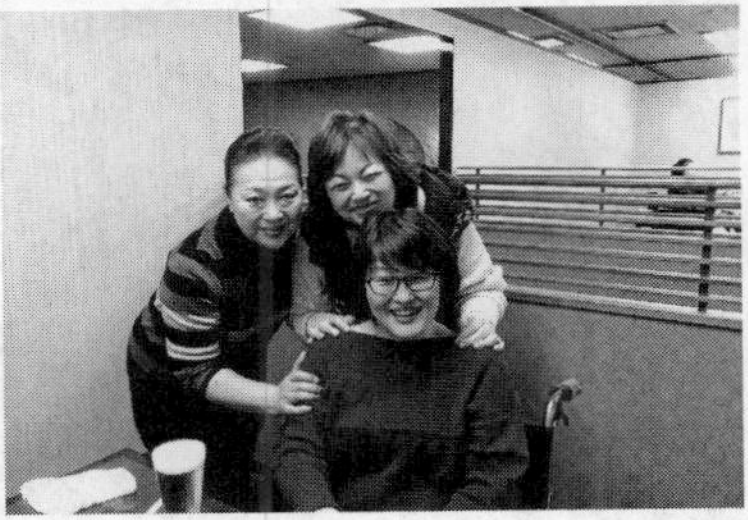

スイス出発前の
成田空港にて。
左は恵子、右は貞子、
手前が小島。

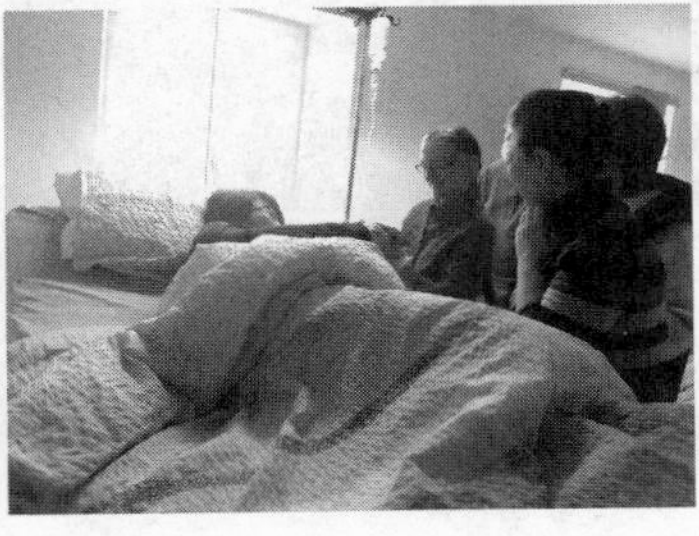

自殺幇助直前、
プライシックと
最後の会話を交わす。

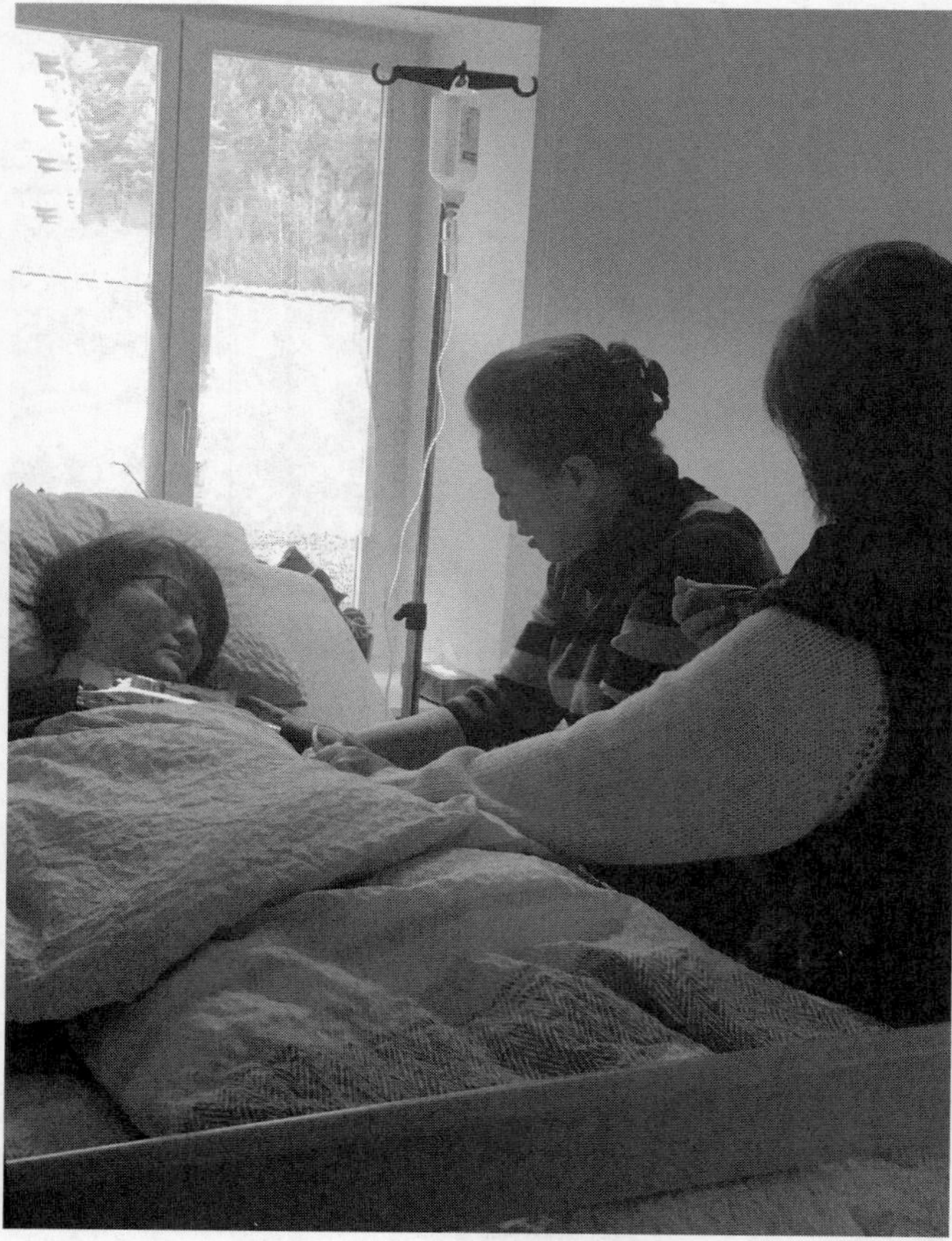

姉たちに見守られながら、静かに旅立った。
首元に置かれているのは愛犬の写真。

写真は筆者撮影、および家族提供。

第六章

家族を取り戻した男

1

小島ミナの自殺幇助の場に立ち会った後、2018年の年末はバルセロナで過ごした。その間、マドリードとドイツのベルリンで、LGBT取材に着手した。

年明けは、安楽死とは異なるテーマの連載に向け、日本取材を予定していた。だが、結局、そのテーマでの取材は困難になった。

安楽死の話は、長期スパンで考えていたのだが、小島ミナの件がまさかのスピードで進んだことで、当初の計画を大幅に変更せざるを得なかった。予定されていた連載開始の先送りを、編集者は渋々承諾してくれた。

2019年の年明けのある日、バルセロナ市内にあるホテルのロビーで、関西出身の日本人女性と待ち合わせしていた。彼女は会うなり、こんなことを言った。

「もしかしたら、私、自殺願望があるのかもしれない……」

長期休暇中に、日本からスペインまで訪ねてきた小学校教諭、森保《もりやす》峰子（仮名、52）だった。小島ミナと同世代の彼女もまた拙著を読み、安楽死に思いを馳せていた。

前年の秋、人間ドックの診断結果で異常が見つかり、精密検査で腎臓癌を告知されたことがきっかけだった。まだ初期段階というが、腎臓癌は転移しやすいことで知られる。

私との面会を求め、わざわざ足を運んでくれたのは臼井貴紀以来、2人目となる。

森保も、吉田同様、私とコンタクトを取るためにツイッターを開設し、悩みを打ち明けた。

〈先のことを考えて、お話を聞かせていただきたいのです〉

つい先日、部分摘出の手術を終えたばかりだと、私は聞いていた。体調がすぐれない状態で、10時間以上の飛行は大丈夫なのか。術後間もない人の体調を悪化させてしまったら、元も子もない。しかも、彼女にとっては、手続きが面倒な海外だ。

そこが一番気になったが、彼女はその後のメールでも、何度も話を聞きたいと書いてきた。体を最優先に考えてもらい、バルセロナに来ることは任せることにした。

こちらとしては、提供できる情報はなかったが、彼女は私と会うことが重要だと強調する。

彼女が言うには、私と会うことは死ぬまでの「must-do list（筆者註・やることリスト）」に入っているという。

私はその申し出が興味深くもあり、面会に応じることにした。

バルセロナの空港に迎えに行くと、森保が到着ゲートから姿を現した。あまり疲れた様子ではなかった。フライトは快適だったという。ホテルのチェックインを手伝い、近場のレストランで海鮮パエリャを食べながら、挨拶程度の話をした。込み入った会話は、とりあえず控えたいという彼女の要望を受け入れた。

まずは、サグラダ・ファミリアやグエル公園を観光し、ゆったりと贅沢な時間を過ごしたいのだという。食事制限もなく、パエリャを完食した。癌の症状も出ておらず、病気なのが嘘のようだと話していた。

翌日の夕方、ホテルのロビーで2時間ほど、話を聞くことになった。彼女は、私がこれまでに出会ったことのない珍しいタイプの安楽死希望者だった。

黒のスリムジーンズに茶色のセーター、靴は黒のスニーカーを合わせていた。前置きすることなく、彼女は、身内にも打ち明けられない精神的苦痛を語り出した。手元には、会話したい内容をまとめたメモ用紙がすでに用意されていた。

「長女として育てられてきて、なんでも一人でやらなくてはいけない人生でした。両親はとても仲が良くて、家族に問題があるわけではないんですが、とても厳しい親だったんです。私がやりたいことはすべて反対されて、大学も行きたいところに行かせてもらえなかった」

栄養士を目指していた彼女は、20歳でアルバイトを始めた。貯金をしてイギリスに3週間だけ留学した。真剣にアルバイトする姿を親に示し、留学の許可が欲しかったのだという。やっとの思いで親の生活から少し離れ、自由を満喫できる有意義な時間となった。

大学卒業後、4年間、地元の自動車会社で事務職を務めた。退職後、今度は4カ月間、イギリスでの語学留学を経験した。その際に親に内緒でアメリカに行き、友人と遊び呆けた時間が、今でも最高の思い出になっているという。

その後、27歳で4歳年下の男性と結婚。やがて二人の子を授かった。専業主婦になった森保の楽しみは、子供たちに手作りのおやつや料理を食べさせることだった。

しかし、夫の不倫が発覚し、12年の結婚生活に終止符を打った。

「それ以来、男性不信になり、私は自分よりも子供の幸せだけを願って生きてきたんです。強い女性にならなきゃと思って頑張りました。遊びもせず、何でも一人でこなしてきたんです」

シングルマザーになった森保は、39歳にして職探しに明け暮れた。苦労しながらも、ある国際交流機関に雇われた。もともと興味のあった外国人留学生との交流をサポートし、一時は寮母になることもあった。

家計は何とか一人で支え、二人の子供も大学に送り込むことができた。ここまでが、森保が描いた母親としての役目であり、払い続けた犠牲も報われたと思っていた。

だが、苦労が一瞬にして水の泡になったと、溜息を吐きながら説明した。

「子供たちが大学を中退してしまって、就職もまともにできなかったんです。何のために私がここまで頑張ってきたのかを考えると、苦しくなってしまって。大学を卒業するくらいは、お母さんのためだと、どうして思えないのかと。その時に、私は子供たちにも愛されていないのかと思って、人生が終わった気分でした」

森保の絶望感は、家族への不信に根差している。相談する相手がいないことも、彼女が孤独を感じる原因のようだった。円満な家庭を築いている二人の妹とも、心を開いて語り合う関係ではなかった。

3年前、森保は小学校の教諭になった。生徒たちと喜怒哀楽の学校生活をともにすることで、充実した日々を送っているという。しかし、「だからといって、楽しいと思うことはないんです」と、暗い表情で言った。

「生き甲斐を感じないというか、このまま定年退職を迎えてしまうのかという失望感はあります。今までいろいろやってきたけど、これからも問題が起きるだろうし、また一から自分で解決しなくてはならない。もう疲れたし、もういいやと思って。退職した後に、何を楽しみとして生きていけばいいんだろうって」

とにかくネガティブな話が続いた。別の見方で物事を捉えることはできないものか、と私は思ったが、生きる価値観や死ぬ価値観が人それぞれ違うように、軽々しい言葉を投げたくなかった。しばらくは話を聞いてあげる姿勢が大事だ、と自らに言い聞かせた。

高校時代から、血尿になることがあった森保は、人間ドックで再検査の指示を受けることはあったが、特に悪性の病気と診断されることはなかった。

2018年秋に受けた検査に引っかかり、妹から「しっかりと検査したほうがいいよ」と促され、再検査を行った結果、腎臓癌が見つかった。

病院で告知された際、動揺もせずに淡々と話を聞く森保の様子を、医師は不思議がったという。信じ難いとか自覚できないということではなく、死を恐れていないという態度が、医師の前で現れていたのだ。私が森保に会ってから、違和感があったのは、その部分かもしれない。

怖いものなどないといった顔で、彼女は、腎臓癌を告知された直後の思いを語った。

「やっとこれで、正当な理由で死ねると思ったんです。昔から自殺に対する抵抗感はなかったけど、親や子供たちの迷惑になってはダメだと思ってできなかった。癌だと言われて、ようやく安楽死という逃げ道が見つかったと思ったんです」

そうか、森保は癌になったことを、否定的に捉えているわけではないのだ。安楽死をこのような理由で望む人間には、私も会ったことがなかった。つまり彼女は、死ぬことが怖いのではなく、自殺によって起きる周囲への迷惑を心配していたのだ。

私の頭の中で、安楽死を実現するための条件が並べられていく。

森保の場合、末期になれば耐え難い肉体的苦痛が考えられ、回復の見込みがない状態に陥る可能性もある。腎臓癌がステージⅣとなれば、代替治療もなくなるだろう。そして彼女は、安楽死に向けての明確な意思表示ができる。

この絶対不可欠な四条件があれば、安楽死が拒否されることはまずない。だが、森保のケースに至っては、私の思いを複雑にした。なぜなら、彼女が死を遂げたい根本的な理由は、「愛に飢えている」からだと思えたからだ。

森保は、こうも言って、涙を流した。

「もうこの歳になって、私を好きになってくれる人なんかいない。生きていくのが辛い。愛されていることを知っていたら、もしその人が死んだとしても、それを糧《かて》に生きていけると思うんです」

離婚後、新たなパートナーを見つけるという道について希望がないわけではなかったが、一歩を踏み出せずにいた。

家族の絆は強いというが、子供時代から、長女として育てられてきた自分を憎んでいるようでもあった。家庭環境が、彼女の生き方を狭くしているようにも聞き取れた。

「私のために（他人に）何かを我慢してもらうことが嫌だから、老後に誰にも世話にならずに生きていくと思うと、孤独な人生になると思うんです。長女だから、誰にも心配かけちゃダメだと思ってきたから」

私は、話を聞くことに徹するのを止めた。出会ったばかりの彼女に的確なアドバイスなどできないが、どうしても言っておきたいことがあった。

「あまり自分を責めずに、もう少し、肩の力を抜いて、子供さんや妹さんたちと話をしてみたらどうですか。そんなに強い女性である必要もないんじゃないですか。正直に悩みを打ち明けたら、理解して手を差し伸べてくれるんじゃないですか」

出すぎた態度であることは分かっている。だが、それだけは伝えてみてもいいと思った。安楽死したいという話ばかりしているが、彼女が抱えている悩みは、自己否定からくる家族問題ではないのか、と私は察知したからだ。

森保が、耐え難い苦痛に至り、回復の見込みがなく、代替手段がない状況に自らを陥れてしまえば、安楽死を行うことが可能になる。その背景が、愛を得られないことによる孤独感だとすれば、その理由を、たとえばプライシックは知ることはできない。

私がそれを代弁する義務も権利もないだろう。考えてみれば、森保のように患者本人が、安楽死の条件を意図的に揃えてしまうことだって可能なのだ。

だとすれば、安楽死は認められるべき行為ではないだろう。自殺を人間の権利だと謳って手助けする団体や、自殺幇助を行う団体も、問題の本質を見極めないまま手を下すことになってしまう。私は、そのような最期に虚しさを感じずにはいられない。

「ところで」と言って、私は森保に尋ねた。小島の出来事もあり、何となく理由は想像できるが、あえて訊いてみることにした。

「なぜ、私に会いにきたんですか」

左手で右の親指を握りつぶしながら、一拍置いて彼女は答えた。

「安楽死の情報を直接、お聞きしたかったことと、話を聞いてもらいたかったことが一番にありました」

似たようなセリフをこれまで何度も聞いたが、私が日本滞在中ならともかく、わざわざ遠くまで来ようと思ったのは、他にも理由があるはずだ。

お互いの目が合うと、彼女は言った。

「家族には最期に逝く姿を見せたくないんです。トラウマにもなってしまうだろうし。だから宮下さんにスイスで看取って欲しいと思ったのもあるんです。ご迷惑なのは十分承知しています」

彼女は寂しいのだ。だから誰かに寄り添っていてもらいたいのだ。だが、その最期に付き添うのは私ではない。家族であるべきだ。

私が、「お手伝いはできない」と断言すると、彼女は「それはよく分かっています」と言って頷いた。

目が真っ赤だった彼女の体調も気になり、この日の夜は、ひとまず別れることにした。

お互い予定が一杯で、なかなか会う時間を作れなかった。彼女は彼女なりに毎日、観光を楽しんでいるようだった。

彼女が翌日に帰国を控えた夜、再びホテルのロビーで待ち合わせた。ちなみに、私も翌日、日本に帰国する予定だった。

2

森保は、隣部屋の宿泊客が朝から大音量で音楽をかけ、眠れなくなるという事態に巻き込まれはしたものの、残りの滞在は快適だったという。

グエル公園に早朝出かけ、道に迷うなか、鼻にリングのピアスを付けた若い女性が、熱心に付き添ってくれたことや、公園内に無断で入ってもスタッフが何一つ文句を言わずに笑顔で応対してくれたことなどがあり、バルセロナでは晴れやかな気持ちになったと語った。

スペイン人の人柄に慣れているせいか、私にはごく普通の光景に思えたが、森保にはその陽気さや寛容さが新鮮に見えたのだろう。モンセラット修道院に行く電車の中でも、人々の明るい喋り声に癒されたとも話していた。

「森保さん、今日はすごく生き生きとしていますね」

そう言って私が微笑むと、彼女も「そうですか」と言って、目尻を下げた。しばらくの沈黙が流れた後、彼女はやや気まずそうに言った。

「なんかすごく私って勝手だなと思って。自分のことしか考えていないな、と。学校の子供たちが私にしてくれたことや、楽しかったことを思い出して生活してみてもいいんじゃないかと思いました」

術後に退院し、小学校のクラスに戻ると、生徒一人ひとりが書いた激励の手紙があった。その文面を、バルセロナの地で思い出したのだという。

彼女は、当初代理の教師か校長が、無理やりそれを書かせたのではないかと想像したが、その案を提案したのは、森保を悩ませたクラス一のガキ大将だったことが後にわかった。その時は、嬉しいことをもっと心に留め、仕事をしてもいいのではないかと、考えたという。

彼女は、バルセロナの4日間で、不思議なエネルギーをもらったようだった。私もそれを聞けて満足し、「こちらに定住してもいいんじゃないですか」と、スペイン人のような衝動的な発言をした。だが、彼女も半分、真剣に捉えたようだった。

「本当にいい経験ができたし、バルセロナに住んでもいいかな、なんて思っちゃいました」

ここに来たことで、良い刺激を受け、明るい気持ちになったのかもしれない。たとえわずかでも希望が生まれたのであれば、私も嬉しく思う。

その後、私も東京に向かった。数時間の差で、私は羽田に、彼女は関西空港に到着した。メールを開くと、飛行機の中で書いたと思われる長いメッセージが、森保から送られていた。その一部には、こう綴られていた。

〈今後は、今まで私がしてきたmust-do listの項目を行っていくことや日々の与えられた仕事を一生懸命することに加えて、宮下様にアドバイスいただいたように、考えすぎずに良い意味でスペインの方々のようにおおらかに人生を楽しみます。そして、周りの人たちが少しでも幸せになれるように、自分にできることを微力ながら行えたらと思います〉

なぜ人は、安楽死を求めるのだろうか。森保に出会ったことで、そんな、単純な思いが私の中で芽生えていた。

日本にやってきて、まず始めに確認しなければならないことがあった。

吉田淳の都内の実家を訪ねたのは、19年1月26日のことだった。彼にはメールを送っても返信がなかったので、安否は一切分からなかった。希望的観測は持たないようにした。容態が安定していれば、私に連絡をしてきたに違いない。

インターホンを鳴らしてみた。15秒ほどしてから、玄関の扉が開いた。

「はい」

黒いセーターに同色のスラックス姿の小柄な男性が現れた。年齢は70歳前後ではあったが、吉田よりもよっぽど健康そうで、顔色も良かった。その顔は、私の知る吉田にとてもよく似ていた。父親に間違いないだろう。

「吉田淳さんのお父様でいらっしゃいますか」

「ええ、そうですが」

父親であることは確認できた。すばやく自己紹介をした。

「以前、吉田淳さんから連絡を受けまして、何度か彼の取材をさせていただいたジャーナリストの宮下と申します。今、淳さんはこちらにいらっしゃいますか」

彼は、「はあ、はあ」と頷きながら、静かに言った。

「もう亡くなりましたよ。去年の9月20日だけどね」

思った通りだった。しかし、彼は、私に最後のメールを送ってから、2カ月近くは生きていたことになる。その間、どのような闘病生活を送っていたのだろうか。

さらに、その日付から思い出したことがある。それは、小島ミナのもとを初めて訪ねた日だった。安楽死を希望していた吉田が亡くなったその日、小島は私と会うことで安楽死への思いをいっそう強めることになった。

いきなりの訪問者への対応に困っている父親に、不躾《ぶしつけ》なお願いを重ねてみた。

「お線香だけでもあげさせていただければと思うのですが」

「いや、それはいいよ、うん」

拒否されるのは当然だろう。彼にとって、私は不審者でしかない。それでも、吉田がどのような最期を迎えたかだけは知りたかった。

「淳さんは、私の本を読まれて、安楽死をしたいと思っていたようなんです。それでいろんな相談をされていたのですが、息子さんがどのように息を引き取られたかご存じですか」

小さな声で彼は答えた。

「病院じゃなくてホテルに泊まっていたみたいだけど」

もう少し詳しく状況を知りたいとお願いしたが、叶わなかった。

頭を下げてその場を去った。

その後、関係者を訪ね回り、吉田の「最期」について可能な限りを取材した。

吉田は、最後まで安楽死の希望を抱いていたという。だが、その思いを家族に伝えることはなかった。やがて身体は衰弱し、ついには現実的な死に方を考えるようになった。吉田は病院を嫌い、ホテル住まいを始めた。痛みを恐れながらも緩和ケアには頼らず、日々を過ごした。

私が驚いたこともあった。

吉田は、ホテルに差し入れを持ってくる家族に対し、少しずつ心を許すようになったのである。死の2日前まで、平穏な日々は続いた。その日々は、吉田にとっては、失われた家族を取り戻す過程に思えた。

安楽死を実現できたとしたらどうなっただろうか。吉田は、恨みを背負ったまま、一人であの世に向かったかもしれない。

吉田が安楽死を遂げたとしても、その場に家族が立ち会えたとは思えない。安楽死を思い留まらせようとしただろう。そうなれば家族の同行を拒んだ可能性が高い。家族の関係を取り戻す機会は、ついぞ訪れなかっただろう。

肉体的な苦しみを味わわずとも、精神的な痛みを抱えたまま死にゆくことは、理想の逝き方と言えるだろうか。それとも、肉体的には苦しくとも、精神的な喜びを持って自然な眠りに就くことのほうが理想の逝き方なのか。

吉田淳という人間と出会えたことで、私は、この問いに気づくことができたと思う。安楽死の是非を考える上で、それこそが重要な鍵を握るような気がしている。

吉田は寂しかったのだ。愛が欲しかったのだ。一人で逝きたいと願いつつも、残された日々を家族と過ごした彼に、私はそうした感情を読み取った。そういえば、スペ

イン で数日前に会った森保にも似たような思いを感じたことを思い出す。

吉田には最後に、寄り添える家族がいた。彼は、家族が帰ろうとするたびに「ありがとう」という言葉を口にしたと聞いた。そこには、お互いの思想や死生観とは無縁の、家族への感謝があったはずだ。

最期には、父親とのわだかまりも解け、妹にも見守られながら、静かに逝ったと信じたい。

そのとき、吉田自身も納得したのではないか。

日本で死ねてよかった、と。

3

吉田淳の死を知って以来、緩和ケアについてもっと知りたいと思うようになった。安楽死という選択肢の意味を理解するためにも必要だと感じたからだ。

前述したように、安楽死容認国は緩和ケアの医療技術が遅れていると指摘されることも多い。安楽死反対派は、緩和ケアさえ進んでいれば、安楽死が必要なくなるとも唱える。その筆頭がイギリスだ。

終末期医療を巡っては、二つの方向性でかねがね議論されてきた。

一つは苦痛を長びかせるよりも、本人が望むなら早く死なせてあげたほうがいいというもの。もう一方は、死ぬ時期は自然にまかせて、苦痛を和らげることに努めることこそ医療の役割だというものだ。前者は2000年以降オランダなどで安楽死の法制化に至り、後者はイギリスを中心に緩和ケアの充実という形で展開された。

緩和ケアと安楽死は、元々、相反する思想である。

緩和ケアの聖地として紹介されることの多い、ロンドンの聖ジョセフホスピス初代医療部長だったジェイムス・ハンラティは、2018年に邦訳された『終末期医療の緩和ケア』(朝日出版社)の中で、1990年代の欧米で高まった安楽死法制化の動きに対し、緩和ケアの重要性を説いている。以下、その一部を抜粋する。

安楽死の要求に慰めをもって応えることが、患者が死ぬまで「生きる」ことを可能にする、質の高い緩和ケアなのである。

にもかかわらず、苦しむ患者やその家族に対する親切心から随意の安楽死が合法化されるように運動し続ける人々もいる。彼らは自分たちの求めているものが人間のヒポクラテス医学というよりも獣医学領域であることに気づいていない。

ヒポクラテスとは古代ギリシアの医師で、それまで呪術や迷信に関連づけられていた病を、それらと切り離し、自然的な原因で発生するものだと唱えた人物だ。ハンラティは、安楽死が西洋医学の発展の延長線上にあるものではないと言いたいのだろう。彼はもし安楽死が合法になれば、患者たちの一部は〈利他主義の考えから「私はやっかいものでいたくない」、「私はまさに彼らの生活を台無しにしている」と考えてしまうかもしれない〉とも述べている。

これは私が、安楽死を切望する日本人に対して懸念していたことと重なる。つまりは、他人の迷惑になる前に死を希望する患者が出てくるかもしれないということだ。私は日本人特有の精神性として考えていたが、もっと広く適用できる考えのようだ。

一方で、緩和ケアが進んでいるイギリスと日本では異なる点もある。

それを深く知るため、2019年1月下旬、西智弘に会いに行った。川崎市立井田病院で会った彼は、ブルーの医療ユニホームを着ていて、昨夏のラフな姿とは違った。

西からは以前、日本は緩和ケアへの理解がないと聞いていた。死を待つための場所であるとの誤った認識が広がっている。それはなぜだろう。

西は、「日本においては癌患者とエイズ患者だけが、保険上で緩和ケア病棟の恩恵を受けられるから」と端的に答えた。

海外では、心不全や呼吸器疾患などにも緩和ケアのアプローチが必要とされるが、日本では死に直結する病でしか、緩和ケア病棟を活用できない。エイズは実質、コントロールできる病になったため、癌患者の利用がほとんどだという。18年以降は日本でも心不全への緩和ケア対策が始まったが、まだ整備の途上である。

現在、日本には緩和ケアを利用できる施設が400ほどあるが、特有の事情を持つという。

「日本では、緩和ケアを医師が中心となって担う。しかし、海外では看護師が担うケースが多い。また、イギリスでは専門施設のホスピス(緩和ケア病棟)で、アメリカでは在宅ホスピスがその舞台となる。日本では、病院か病院に付随するホスピスです」

これは、病院で亡くなる患者が8割という日本の現状に対応した結果だという。

「どうしても、医師が中心になると、手術や薬を用いて、この人の状態を良くしていこうという発想に陥りがちです。本来は触れあいとか言葉のやり取りで、病は癒されなくてはならない。その人が癌を抱えて生きていくことの意味を、ともに考えていこうというプロセスに、必ずしも医師は必要ありません」

最前線の緩和ケア医が、必ずしも医師はいらないというのだから面白い。前回の鼎談では、セデーションが話題となった。終末期の患者にセデーションを用いれば3、4日ほどで死に至るという。しかし、実際の現場でこれを行う機会は多くはないと西は言う。年間の実施例は2、3件程度だという。

「セデーションは、本人はもちろんのこと家族の了解もいります。私たちの病院の場合、カンファレンス（協議会）を開いて、この人にセデーションをかけることは妥当かどうかということも検討します。ですが、人が亡くなっていく過程で、実際、そうした合意に至れるかというと別問題です。たとえば痛みや辛さを取り除くためにモルヒネを使う。苦痛が取れると同時に、眠っていく人もいます。では、セデーションの了解を取るために、モルヒネを止めて、目を覚まさせてまで（本人の）意向を聞くかというと、そうはならない。そのまま寝た状態で、息を引き取ることが多い」

では、どうやって患者当人から、セデーションの了解を得るのか。

「まさに今、70代後半の女性の方と話し合っているところです。彼女は大腸癌が肺に転移している。今後、呼吸が苦しくなる可能性があります。その場合はモルヒネを使うと伝えていますが、モルヒネを使い続ければ、これから先、眠って過ごす時間も多くなっていく。現時点では、その先は延命をしないでほしいとご本人は語っている。いよいよの時にどうしますか、という話の中で、セデーションも選択肢の一つとしてあるとも伝えています」

ちなみに、この女性は19年3月にセデーションで亡くなった。彼女と家族が望んだ理想の最期だったという。

生命の終結を考える上で、安楽死は点でピリオドを打つ行為だ。一方の緩和ケアは線で終末期をとらえる。つまり死ぬまでの過程が大事だ。

たとえば末期症状で、もって1カ月という癌患者がいたとする。その1カ月は苦しい闘病生活が予想される。セデーションを用いれば最後の数日間は眠って過ごせる。だが、そこに至るまでの苦しみを、すべて除去できるわけではない。緩和ケアで上手く処置できても10％程度の苦痛は残ると指摘する医療関係者もいる。

一方の安楽死なら、余命1カ月となった時点で、自ら死を選択できる。この1カ月の苦痛は実質なくなる。安楽死に惹かれる患者の心理がこのあたりにあることは間違いない。

西によれば、患者との会話の中で「早く死にたいよ」「お迎えがこないかな」と言われることも多いという。挨拶気分でそう言う患者もいるし、切実に願う患者もいる。後者は、身体も精神面も弱っていることが多く、薬だけでなく、様々なアプローチで苦しみが除去されなくてはならない。それが西の仕事だ。

要は死を思う気持ちにもグラデーションがある。苦痛さえ和らげば、再び家族との時間を大切に過ごそうという心境になることも多い。

「でも、安楽死が法制化されれば、『早く死ぬ方法がありますよね』と患者から言われれば話が終わってしまう。それを思い留まらせようとしたら、『なんで私を安楽死させてくれないのか』という医者への不信にも繋がります」

幡野と西は、鼎談後も頻繁に顔を合わせ、会話しているという。幡野はセデーションを学んだ上で、安楽死を希望していた。

「セデーション自体はできても、安楽死と違って、患者が決めた時にできない。だから、幡野さんは、結局医療者がすべて決めているじゃないか、と批判するわけですね。幡野さんは苦痛を味わわず、自らの意思で逝きたいわけだから。

その気持ちは理解できる。だから、その気持ちを尊重し、そう願う気持ちを安楽死とは別の方向に持っていくことができないかというのが、私の今のテーマです」

医師であっても、死生観は人それぞれだと思う。西は、安楽死を願う気持ちを理解しつつも、違う方法もあるはずだと試行錯誤していた。その姿勢にはとても共感できるところが多かった。ちなみに、小島ミナのことを念頭においた上で、四肢の自由が失われていくような難病患者の苦痛も、緩和ケアで取り除くことができるのかを西に聞いたことがある。

西は、「ケースバイケースですけど、緩和ケアで一定の治療はできます。ただし、難病患者の心の痛みは、医療者だけの問題ではなく、家族や社会の問題とも関わっています」と語った。

西とは、この数週間後にも品川のとある食事会で会うことになった。

「激論！　安楽死」と名付けられた食事会には、内科医、腫瘍内科医、在宅医、精神科医などの医療関係者、さらには医療問題をライフワークにする大手メディアの記者など、終末期医療のエキスパート14人が集まった。彼ら全員が、尊厳死や安楽死についての自分なりの思いがあるようで、この場では本音に近い意見が交わされた。

西とは別の、緩和ケアを専門とするある医師は、外来の患者に対し、セデーションを行うこともあるという。彼は、セデーションと安楽死の違いを理解しながらも、昨今、それが「安楽死」と何が違うのかを自問する時があると語った。

「自分がずっと付き合っている患者さんだと、特別な感情が湧いてきて、最期は私が注射を打って、安らかに死なせてあげてもいいと思っちゃうことがあるんですよ」

それに対して、西が答えた。

「僕は、あくまでも客観的に医療行為として考えるので、そういう感情で動くことはないですね」

それを聞いた医師は、西との違いを指摘した。

「やっぱり、僕は、開業医だから違うんだな、その辺は。あなたは病院にいるからだと思う。公務員的な考え方なんでしょうね」

それに別の在宅医が頷いた。

「私は、その気持ちすごくよく分かります。注射を打ってあげたくなることがたまにあります。怖いですよね」

寄り添えば寄り添うほど、患者との関係が深まり、苦しみから解放するために、いっそ死なせてあげることが正しい行為ではないかという思いを持つのかもしれない。オランダでは基本的に、安楽死を実行するのは、その患者のことをよく知る、かかりつけの医師である。

かかりつけ医は患者との長年の付き合いから死生観を学ぶ。患者の理想が苦しまずに逝くことならば、安楽死という手段を用いることもあるのだ。

ちょうどこの日、小児癌施設の一面記事を書き終え、途中参加した新聞記者の祖母の話になった。祖母は100歳を超えるという。IVH(口から食事をとれなくなった患者に、心臓の右房に注ぐ上大静脈から点滴で高カロリー溶液を与える方法)を付けたまま療養生活を送るが、延命としてのIVHは最初から必要か否かの議論が始まった。医師の大半が装着を当然とみなしていたが、私の左に座るメディア関係の女性は、そのことに疑問を投げかけていた。

彼女の左にいた西が「最初から付いている上での話なのだから、その議論は意味がない」といった発言をすると、この女性が彼に向かってため息を漏らした。

「医者は、やっぱり第三者的なんですよ。患者や家族の考えていることは分からないですよ。まだ先生は若いのかもしれない」

西はこの発言に、色をなした。

「さっきから、僕が若い若いって言ってますけど、もう38歳なんですよ。若いから患者のことが分からないとか、そこに年齢はあまり関係ないと思うんですけど。しかも、この仕事を専門にして10年が経ちましたし、それなりに考えてやってきたんです。それでも若い僕は何も分かるはずがないと言うなら、今日、僕がこの会に来た意味がなかったですね」

彼は、足元のバッグを持ち上げ、勢いよく個室の扉を閉め、その場を立ち去った。

西には同情するが、この女性にしても深い意図があって発言したとは思えなかった。むしろこうして本音を言い合う機会をもっと増やすべきだと感じた。医療関係者が本音を語らずして、安楽死の議論は進んでいかないだろう。

この食事会に集まった者たちの多くは、日本での安楽死に反対という立場だった。そんな彼らの中にも、これだけ多様な仕事観や死生観があるのだ。患者や家族といった一般人にまで広げれば、さらに多くの見解があるのは当然のことだろう。

4

時を同じくして、一般人の死生観に触れる機会があった。

日本滞在中のこの時期、川崎のおじさんと会っていた。私が7歳の頃、膵臓癌《すいぞう》で亡くなった祖父の葬式以来の再会だった。

その直前、母から電話で「川崎のおじさんが癌で寝たきりになったから、さっきお見舞いに行ってきたのよ」と聞かされた。3年半前に多発性骨髄腫を宣告されたのだという。これは写真家の幡野広志と同じ病だ。「おじさん」と呼んではいるが、本当は私の母のおじさんで、私にとっては祖父の弟に当たる大叔父だ。

もうかなり昔の話になるが、宮大工だったおじさんからは、今となっては懐かしのおもちゃをもらったことがある。ゼンマイ式の二足歩行ロボットで、ジージーと音を立てて歩き、胸の部分からパチパチと火花を散らす、そのおもちゃに興奮した。当時は、おじさんも今の私と同じ年頃だったのだろうか。

母からの電話を受けた私は、お見舞いに行くことを決めた。川崎市の宮前平にある一軒家を訪ねると、妻であるおばさんが少し驚いた様子を見せたが、すぐに「洋ちゃん？」と言って、居間に招いてくれた。私が病床に伏していると想像していたおじさんは、袢纏《はんてん》を着て、よろよろとこちらに歩を進めてきた。彼の顔は、皺は増えていたものの、35年前とほとんど変わっていなかった。

母から「寝室におじさんが作ったすごいミニチュアの模型がたくさんあるんだよ」と聞いていた私は、早速、それを見せて欲しいとせがむと、「うんうん」と言って、寝室に招いてくれた。棚には、彼が育った藁《わら》葺き屋根の実家や、白川郷の合掌造り家屋、神輿《みこし》や宝船のミニチュアがずらりと並べられていた。

「だいたい20日くらいあれば一つ作れるんですよ」

おじさんは昔から、親戚にも敬語を用いて話していたことを思い出した。カチッカチッとそれぞれのミニチュアに付けられたスイッチを入れると、模型の中の電球が点滅した。

暖房がきいた居間に戻ると、和菓子とりんごが用意されていた。おじさんとおばさんの三人で、近況の報告をしあった。私の仕事はよく知らず、海外に留学したまま、遠い国で生活しているという認識だけがあったようだ。とくに私から何か言おうとは思わなかった。記憶の断片をお互いに出し合って話すだけで楽しかった。

耳が遠くなり、滑舌も悪くなっていたおじさんが、自らの病気の話をしてきた。

「実はね、よく分からない珍しい癌になっちゃってね。なんだか多発性骨髄腫とかいう病気になっちゃったんですよ。今日は、病院から帰ってきたばかりだから、頓服《とんぷく》を飲んで体調がいいほうでね……」

椅子に座って緑茶も飲み、末期症状には見えなかった。しかし本当は、去年の夏を越せるかどうかは分からないと、医師からは告げられていたらしい。それはおばさんの情報で、彼自身はそのことを知らない。おばさんが優しく言った。

「病院に行く日になると元気になるのよね、この人。息子や孫が来たりすると、体調が悪くてもよく喋るの。不思議なもんでしょ。今も洋ちゃんが来てくれて、嬉しくて仕方ないのよ」

年間2万人に1人の割合で発症する数少ない癌が、おじさんの身体中の細胞を蝕《むしば》んでいる。発症すれば、余命は3年くらいと言われるが、だとすれば、おじさんにはもう次には会えないかもしれない。尋ねたいことがあった。

「最近の楽しみは何ですか」

「もう楽しめることは特にないですね。家にいてテレビを観たり、お母さんと喋ったりするくらいですよ」

薬が切れると呼吸が苦しくて、外に出ることさえできないという。話している最中にも、肺からぜいぜいと音が漏れている。処方されている強い薬の効果がなくなってくると、皮膚が痒くなるのが嫌だという。

すぐ隣町にあって、緩和ケアに定評のある川崎市立井田病院の話をしてみようと思ったのだが、なぜだかおじさんに勧める気は起きなかった。その思いをさらに強くさせたのは、緑茶を飲みながら見つめ合う二人の会話だった。

「私たちは、結婚してから一度も喧嘩したことないし、いつもよく話してねぇ。特別、大きなことをしたわけでもないけど、つまらない生活でもなかったの。何かあってもこの人は、私の話をよく聞くし、私もこの人のことを理解しようと努めてきたんですよ。本当によく二人で楽しくやってきましたよ。この人、私とずっと一緒で、日本一幸せな男だって言うもんだから」

おばさんが、そう言うと、おじさんがすかさず口を挟んだ。

「日本一じゃない、世界一だよ」

実は、おばさんも、数年前に肺癌が見つかり、治療を受けている。自覚症状は、今のところないという。おじさんのほうが先に旅立ってくれるといいと本人の前で言った。

「男の人が一人残されると、生きることが大変でしょ。私が、最後までお父さんの面倒を見るから大丈夫よ」

おじさんは、頭を下げ、嬉しそうに、でも恥ずかしそうにしていた。人間は、最愛の人の側で死ねればそれでいい。たとえ、もがき苦しむ姿を見せようと、それさえも「山あり谷あり」の長い人生をともにした二人にとっての物語の一ページなのだと思う。

私が川崎のおじさんの生き方に惹かれるのは、日本の伝統的な死生観、家族観に共感する部分が大きいからだろう。だが、現実の日本人が必ずしも、そうでないことは取材で学んできた。

そういえば、人生の最期の選択にビジネスチャンスを感じ取った彼女はどうしているだろう。スイスで出会った臼井貴紀である。彼女はその後も終末期医療の斡旋アプリの開発を続けているのだろうか。

1月中旬のある日、品川の喫茶店で待ち合わせた。スイス旅行の雑談を終え、私が臼井に訊いてみた。

「その後、プライシック先生とは連絡を取り続けていますか」

アップルパイの先端をフォークで突《つっ》きながら、彼女が答えた。

「連絡はありました。返事をしていないので、話は止まっている状態です。直近は難しいと思っていますが、長い目で見ると、なくはないかなと思っています。みんな痛みなく死にたいとか、迷惑をかけずに死にたいとか、そういった選択肢を探しているんだと思います。本人が望む死を選択できる仕組みは今後も考えていきたいですね」

終末期問題の解決に向けたプロジェクト自体は、諦めていなかった。自殺幇助の罪に問われる懸念を考えた臼井は、安楽死から少しハードルを下げたようだった。

「それよりも先にできることがあるのではないかと思って、今はどちらかというと、緩和ケアとか尊厳死に寄ってきています」

プライシックは、臼井の事業を前向きに捉え、筋道さえ整えば、スイスと日本の橋渡しになれるのではないかとの期待を示していた。それが現実的に難しければ、スイスやドイツで行われている、死についての意見を交換しあうワークショップ「デスカフェ」を開いてみればどうかと勧められたという。

日本で死について話し合う場は少ない。西や幡野との鼎談もそうだが、もっとそういう場が増えるべきだと思う。

「日本人は死について考えるのを避けている。だから死よりも前のタイミングで対象者にリーチしたいと考えているんです」

「リーチ」というビジネスライクな横文字を使うところも、彼女らしくていい。臼井はあくまで現実のワークショップよりも、ネット上で死についての意見を交わせるポータルサイトを模索しているようだった。そのモデルは、すでにアメリカにあるという。

「それじゃあ、次はアメリカに?」

臼井は「ははは」と笑ったが、まんざらでもないようだった。

5

2018年夏の鼎談以降も、安楽死を訴える癌患者として、幡野広志がメディアに登場する機会はますます増え、活躍している様子は目にしていた。ブログも頻繁に更新したり、複数のウェブ媒体で安楽死に向かう思いを綴ったりと、医療者側に訴える姿を知ることができた。1本14万円の抗癌剤注射を月に1回、腕に打ちながらも、彼は仕事に追われる毎日を過ごしているようだった。

19年2月1日、多忙を極める幡野に、ようやく会うことができた。場所は、NHK関連会社のビル内だった。幡野は、病院を出た後、ここでNHKディレクターの大島と打ち合わせをしていた。

同社の関係者と、私は何度ここで顔を合わせてきたことだろう。小島が安楽死を遂げたことは、笠井以外知らないはずだが、それも時間の問題だろう。これから会う幡野は、まさか日本人がライフサークルで安楽死を遂げていたことなど、想像もできないに違いない。

大島に連れられていった応接室のソファに、幡野が腰を下ろしていた。外見は、半年前と変わらなかった。あの時は、癌治療を始めてから、体重が20キロ増えたと話しっていたが、肉体的な変化は感じられなかった。見た目の衰えも感じない。ソファに座って準備を整える私にカメラを向け、パチパチと写真を撮り始めた。

われわれの横で、大島もカメラを胸元に構え、回し始めている。この取材を番組の一部として使うのだろうか。死生観に対するスタンスについては、お互いに異なる幡野と私だが、その違いを示すことも面白いかもしれない。

幡野には事前にメールで知らせていたが、私の次の仕事として、今度は世界ではなく、日本で安楽死を求める人たちの取材を行い、新しい本を出版したいと再度、伝えた。

「今日は、病院から来たんですか」

体勢を前に起こし、幡野が腕を組んで話し始めた。

「そうですね、抗癌剤の治療ですね。血液癌なので、基本的に化学療法というか薬で治療するしか方法がないんですけど、それを毎週金曜日に。ベルケードっていう1本14万円の薬で、すごく高いんです」

抗癌剤を打つと、体調は安定するが、副作用で「眠くなる」と口にした。体感的な面については、あまり変化はないという。起床は午前8時で、睡眠時間はだいたい6時間。日中は眠気を引きずりながら仕事に専念しているようだ。

私がこの日、幡野に1対1で訊きたかったことは、なぜ彼は安楽死を目指すのか、である。それは、18歳の時に別れた父親の死とも関係があるのか。あまり良好な仲ではなかったのか。

幡野の父親に対する記憶は鮮明ではなかった。

「何癌だったのかよく分からないんですよね。父親が癌だって知ったのも、亡くなる直前でしたよ。闘病自体は4、5年前からだったと思います。父親自身も癌告知されていなかったはずです。そういう時代ですよ」

幡野もまた、家庭環境に何かしらの思いを抱えているようだった。父親が18歳の時に亡くなっているのなら、もう少し詳しく知っていてもおかしくない。同じ病だったのではという恐れから、知ることを避けているのだろうか。

幡野の記憶に残っているのは、父親の臨終の時、若い医師が馬乗りになり、父親の心臓マッサージを行っている光景だった。その時、彼は「何でそんなことをやっているんだ」と感じたという。

「だって、ようやく苦しくなくなっているのに。心臓マッサージって蘇生ですよね。やっている理由が分からなかった」

その言葉は、幡野の死に対する思いをうまく表しているように思えた。臨終の父親に対し、蘇生で生き返ってほしいと願うのでなく、そのまま眠らせてあげたいという感情が勝《まさ》ったのだ。ブログでも、何度か目にしたが、幡野は「治療で頑張って、1分

1秒でも長く生きていて」という考えは「家族のエゴ」だと断言している。

幡野は、父親が亡くなる瞬間の蘇生を見て、暗い気持ちになったという。

「それを見た時、自分ならされたくないなって思いましたよ。されたくないし、何年後かは分からないけど、息子とか妻にその光景をやっぱり見せたいとは思わないですね」

私は、少しずつ、幡野の価値観を理解し始めていた。苦しむ状況や蘇生の場面を家族に見られたくないという気持ちが強い。その考え方を否定するつもりは毛頭ないが、その状況や場面を家族に見せたほうがいいと語る人たちもいる。無論、それを好んで見ようとする人間は、特別な感性を持たない限りいないだろうが、人間の「いのち」の終わりを見届けたいという人々の気持ちも、分かる気がする。悲しみや苦しみすら共有したいと願う家族の心情なのだろう。

気になることがあった。幡野のブログは、息子と妻の話で溢れている。しかし、母親と姉の話はほとんど目につかない。率直に、訊いてみる。

「幡野さんが病気になって、お母さんとお姉さんは、どんな反応でしたか」

元看護師だという母親の話を始めた時、幡野に対して、いわく言い難い感情を抱いた。病名が明確になるまでの1カ月間、幡野は多発性骨髄腫か悪性リンパ腫のいずれかの可能性を疑われた。母親は、症状が少しでも軽い悪性リンパ腫であることを願い、毎日、亡き夫の墓参りを続けたという。

「どうか、多発性骨髄腫ではありませんように……」

そう拝む母親の行動は理解に苦しむと、幡野は真剣な顔つきで言った。大島は、カメラを手から離さず、われわれの会話を撮り続けている。

「そんなことをしたって状況が変わるわけでもないし、病気が治るわけでもない。負担でしかなかった。なぜかというと、自分が悪い方の病気だったら余計にショックを受けるし、申し訳ないという感情が芽生えちゃう」

親であれば当然の気持ちではないかと思う。それが幡野には負担だという。母親は、幡野の姉にも墓参りに行くよう勧めたが「広志はそんなことを絶対に望んでいない」と言い、断ったという。確定診断で悪いほうの病名が告げられた時、母親は参拝に行かなかった姉を叱ったというが、幡野はその事実を「理不尽ですよね」と語った。

以来、母親と会うことを止めた。もう1年になるという。それ以前は、月に1回、子供を連れていき、互いに顔を合わせる仲だった。会うのは、姉だけになった。

彼の母親がどのような人間か、私はまったく知らない。ただ、その拝む姿を、私自身の母親に照らし合わせて想像してみた。胸が痛くなった。おそらく、病気云々とは別のところで、二人の関係にはしこりがあったのではないだろうか。もしくは、母親に看病されれば、望み通りの死が叶わないと考えているのかもしれない。

「お母さんに会いたくないですか」

反射的に私は、そう質問していた。幡野は、一瞬、「う〜ん」と考え込み、こう話した。

「母は、ツイッターとか見て、私の状況を知っているらしいんです。連絡先も僕は教えていないんですが、母は、妻とだけやり取りしているんです。年末に肺炎で入院した時、妻にお見舞いに行きたいって連絡をしたそうなんですけど、それもやっぱり断りましたね」

なぜそこまで頑《かたく》なな態度を貫くのか。余計なお世話かもしれないが、さらに首を突っ込んでしまう。

「でも、お母さんは看病したいって思うわけじゃないですか」

顔色一つ変えず、「うんうん」と言って、幡野は持論を主張する。

「してあげたいんでしょうね。でもそれは自分がやりたいことで、僕がしてほしいことではない。それは残念だけど、ちょっと違うんです。言葉が悪いけど、ありがた迷惑になってしまう。自分のためにしたいことをする人って多いですよね」

幡野広志の生き方に惹かれる若者が増えている。メディアからも取材依頼が絶えない。だが、母親は彼に寄り添うことができない。私は、やるせなさを覚えた。

彼の言動が、今の日本では共感を呼んでいるようだが、母親との関係性については私は納得できなかった。最期の瞬間まで個人主義を貫き、安楽死を遂げる欧米人の意識とも違うように映った。個人主義は、それを認める家族や社会があって初めて成立する。

幡野は、本当は寂しさを抱えて生きているように、私には見える。だからこそ、この状況で安楽死を選ぶことは間違っていると思った。

姉は、弟の意思を尊重しているという。結局、彼は自分の意見を受け入れる人間としか付き合えなくなるのではないか。もう少し周囲の気持ちと誠実に向き合うべきではないか。それは、私の一方的な考えだろうか。

6

事実、幡野は、母親だけではなく、次第に友人との関係を閉ざしていったという。仲間からの励ましや心配の連絡が続くなか「頑張れ」と勇気づけられることに傷ついた。周りの癌患者も同じ心境だが、彼らはそれを口にしないのだと幡野は言う。

「人間関係の整理をせざるを得ないのが癌なんです。仲のよかった友達が、インチキ医療を勧めてくるんです。このキノコ（茶）を飲んだらとか、この葉っぱを貼ったら治るよとか。宗教もそうです。頼りたい人は頼ればいい。でもそれは僕が求めているものではないんですよ」

幡野は「僕が求めているものではない」と口癖のように、何度も言う。患者側の気持ちが優先されるのは、当然なのだろうか。彼に寄り添おうとする人たちの気持ちが退けられてしまっていいのか。私の頭の中を疑念がかけ巡る。

幡野は、妻との離婚を考えた時期もあった。看病で辛い思いをされるくらいなら、別れたほうが彼女も再スタートを切りやすいだろうと考えた。2年から5年の余命の中で、人生設計をしたかったという。

もちろん妻は耳を貸さなかった。これから生を全うする夫の傍らにいたいと望んだ。なぜ自分の思いが伝わらないのか。幡野は思い悩んだ。18年2月、お互い感情的になり激しく衝突し、いっそ銃で死にたいとまで思った。幡野は狩猟家であり、散弾銃の免許を持っていた。「一歩間違えたら、一家心中でしたね」と声を落とす。

しかし、妻と正面からぶつかったことで、ようやく「しっかり生きるしかない」と思えるようになった。妻が変わることを期待するのではなく、自分の「生」を自らの問題として考えるようになったということだろう。以後、妻を悲しませるような話は避ける一方で、夫婦は生きる意味について、食事をしながら語り合う仲へと変わっていった。

ちなみに「しっかり生きる」という言葉は、安楽死とは相反するように聞こえるが、幡野の中ではそうではない。生きた上で「しっかり死ぬ」ことができるのが、幡野の思う安楽死という最期なのだ。

だが、日本ではそれができない。安楽死でなく、セデーションという方法ならば可能であることを知ったが、同じように苦しむ患者たちが、なぜ日本でそれを受けてこなかったのか……。セデーションについて、幡野が調べ始めると、様々な疑問にぶつかった。

「結局、最後の最後じゃないですか。亡くなるほんの数日前ですよ。その前に、寝たきりになることもあるし、せん妄（錯覚・妄想・意識混濁など）も起こる。要は認知症と変わらない状況になると思うんですよね。病状が進み1カ月ぐらい苦しむとしたら、その1カ月、僕には必要ないですね。それよりも、体が動くうちに、安楽死とかで死にたいと思うんです」

思い通りの死を遂げられない、狭い選択肢の中で、幡野がもがく理由も分からなくはない。「せめて10年先でいいから安楽死が合法化されるといい」と願い、同じ思いを抱える患者のためにも、その先例になりたいのだという。

ここまでは幡野への疑問を書いてきたが、彼のポジティブな姿勢を見ると、親近感が湧くことも多かった。強気な発言をあえて振りかざし、その責任を全うしようとする性格にも見える。

「20年前は、癌告知さえあり得なかった。何十年単位か分からないけど、そうやって医療はどんどん進歩しているんです。だから僕は、安楽死は認められうると思います。自分だけがいいとかではなくて、できればやっぱり社会に一石投じて、安楽死のことを、10年、20年単位かもしれないけど、日本でできるようにしたいなと思っていますよ。そのために動くべきだろうなと」

実際、幡野は安楽死に向けて、ライフサークルの準備を整えているのかと尋ねると、「順調です」と答えた。吉田淳のように書類を集め、翻訳作業に取り掛かっているわけではなさそうだったが、会員登録と年会費の振り込みだけを済ませていた。

「スイスに行く目処《めど》はついているんですか」

酷な言い方だが、彼がどこまで覚悟を決めているのか知りたかった。これについては、まだ先のことのようで、「年内、今年中に、う〜ん。そうだな、どういこうかな。ちょっと迷っているところですよ」と考え込んだ。彼はむしろ、安楽死が日本で認められるための政治活動を模索しているようだった。

「たとえば厚生労働省とか政治家とか、そっちのほうに訴えることも考えています。医療系のウェブサイトで、お医者さんが情報発信とかしているけど、はっきり言って情報の拡散力が弱い。だったら僕自身が発信しちゃったほうが早いんじゃないかっていう気もしています」

私には、幡野が生き甲斐を持って生活しているように思える。だからこそ、急いで申請することなど勧めたくはない。この段階でライフサークルに行っても、プライシックからは「まだ生きられる」と言われるだろう。

しかし、本当に安楽死に望みを託すのであれば、彼の病状だと、いつ、どう転ぶかは分からない。そのことは彼自身が自覚していた。

「もう放射線治療も、上限いっぱい当てちゃったので治療できない。次、骨に転移した時に、また痛みと、場所によっては麻痺が起きるわけですよね。まあ転移しても3、4カ月ぐらいは耐えられるとは思うんだけど、また眠ることもできないとか、もう体が動かなくなるとか、そういう状況にまでならないうちにやったほうがいいでしょうね」

まだ、死に方の理想を描いているだけの様子だったが、いざという時の逃げ道があるだけで、安心できるようだった。それが安楽死というものだと、私は思う。その意味において、その選択肢は特定の人々にとって重要な機能を果たしている。それは間違いない。

ふと現実に戻ったのか、幡野は、内心を打ち明けた。テイクアウトしたアイスカフェラテの氷をストローで混ぜた。

「年末に肺炎で入院して気づいたけど、やっぱり実際にスイスに行くことは難しいと思う。スイスで安楽死できる人、たぶん幸せですよ。急激に体調が悪くなることとか、十分あるわけですよね。それはこの間の肺炎で痛感したんですけど。やっぱり、そんなに甘くはないですよね」

実際に安楽死で逝った人がいるとは、この時の私はまだ言えなかった。

幡野は、私が彼の死に方に異議を唱えていると思っているかもしれない。死に方について、私はあまりこだわりがない。何度も言うが、人それぞれの生き方と死に方を尊重したいからだ。だが、そこに行き着く過程で、残される人が悲しんではならないと思う。この辺りは、はっきりと告げておきたかった。

「本人が安楽死したくて、それが一番幸せな死に方だと思えるのなら、それでいいと思うんです。ただ、自分はよくても残された人がどう感じるかが大切だと思うんです」

この「残された人」という考え方に、幡野が、抵抗を感じていることは知っていた。すばやく反応してきた。

「残された人がどう感じるかというのは、僕もすごく葛藤はあるんです。でも残る人のために自分の命を使うのかってところですよ。その人たちを満足させるためにやるのか。確実に苦しい治療をして、延命治療をして、死んだ後も骨をバキバキにしながら心臓マッサージをして……。それで満足する人（医療者や家族）は、はっきり言って多いですよね。やりきったって思うから。残された人は、自分の家族を苦しめたっていう思いよりも、（本人の）望むことをやってあげたっていう思いがある。こう思うほうが、後悔の質からすると、はるかに楽だから」

どうやらこの観点が、幡野と私の食い違う部分のようだ。看取る側も最愛の人が苦しむ姿を見たいわけではない。やりきることで悔いを残したくないのだ。

それを残された家族の利己的な心理のように語る点には納得できない。彼の話を突き詰めていくと、命とは誰のものか、という点に行き着く気がする。本人だけのものか。残された家族と共有できるものなのか。もちろん、すぐに答えを出せる問いではない。

いずれにせよ、周囲に理解されない安楽死の場合、後に様々な感情を抱く人が多いということを取材では学んできた。安楽死が幸せな逝き方かどうかは、患者と残される家族たちとの人間関係に尽きるのかもしれない。

母親との関係が改善されるなら、私も彼の考えに反対するつもりはない。

幡野はこのまま迷わずスイスに向かうのか、あるいは、思い留まるのか。私がとやかく言っても無駄だろう。

ビルの出口で会釈を交わし、中途半端な笑顔を作った。分かっている。彼に向かって「頑張って」は禁句である。声には出さなかったが、心の中ではそう伝えていた。

第七章

遺灰

1

本書執筆にあたって最後に残った仕事は、小島ミナの死を関係者がどう受け止めているのかを取材することだった。二人の姉に会う前に、話を聞きたい人々がいた。

これまで登場させなかったが、彼女の影は度々、感じていた。私と小島ミナの出会いは、2018年8月にメールをもらったことから始まったと書いた。

私のアドレスはネット上に公開していたのだが、小島はすぐにそこに辿り着けたわけではなかった。小島の代わりに、出版社に電話をして私の連絡先を問い合わせた女性がいたのだ。

それが長瀬恵美（47、仮名）である。長瀬は担当編集者からアドレスが公開されていることを教えられ、小島に伝えるや彼女からのメールが届いた。しかし、長瀬は小島とは直接会ったことはない。

千葉県某所に住む長瀬には、最寄り駅のショッピングモールの喫茶店に行き、話を聞いた。

長瀬は小学生の2児を育てる母親で、近所に住む父親の介護も担っているという。長瀬が成人してから20年ほど、父親と母親は別居していたが、数年前に父親が脳梗塞に倒れた。父親は後遺症に苦しめられるようになった。両親は再び生活をともにするようになったが、20年間の空白を埋めることは難しかった。母親は、これまで家庭を顧みなかった父親に罵詈雑言を浴びせ、父親は身体の不自由と母親への不満を、娘に訴えた。

子育てと介護という現実に心身をすり減らすなか、ネット空間だけが長瀬の救いだった。

初めて小島のブログを読んだのは、17年1月頃だった。動機は、自分より苦労をしている人の生活を読むことで、生きる勇気を得たいというものだったと正直に語る。だが、次第に難病を患う人としてではなく、一人の女性としての小島、そしてその文章に、どんどん引き込まれていった。何より状況描写の表現が豊かで、それは「読む動画」とでも言いたくなるほどだった。

長瀬が共感した小島のブログがある。小島を育てた祖母が膵臓癌で入院した際の、およそ30年前のエピソードを書いたものだ。その頃、都内で仕事をしていた小島は、なかなか病院に行くことはできなかったが、新潟に住む長姉の恵子は毎日病院に見舞い、祖母の面倒を見ていた。やっと休暇が取れ、小島は祖母のもとを訪ねることができた。口臭が気になり、歯をのぞくと汚かった。小島が歯を磨いてあげると、清潔好きの祖母は喜んだ。なぜ傍にいる恵子は気づかないのか。

小島はそこに姉との差違を見る。小島は姉より理解力に長けている。ちょっとした変化にも気づくことができる。一方で、恵子の受容力にはかなわない。受容には責任が伴う。恵子は日々の生活を犠牲にしても、祖母の面倒を見ていた。その覚悟は小島にはない。どちらが正しいというわけではなく、どちらも必要だという内容のブログだった。すでに紹介した「受容と理解」に連なる話題である。

そのブログを見ると、確かに長瀬と思われる人物が〈この記事は介護においていかに受容と理解がセットであるべきかが如実に表れていますよね〉とコメントをしていた。それに対して、小島は、そうだと認めた上で〈これからは（介護）される側での課題を見出していかなきゃです〉と丁寧に返事をしている。

二人はコメント欄を通じて、頻繁に交流をしていった。

そして小島が自殺騒動を起こし、ブログが更新されなくなった18年4月頃から、直接LINE上で連絡を取るようになった。「薬をたくさん飲んじゃったのよ、あははは」というなんとも小島らしいメッセージによって、自殺未遂の事実を告げられたという。

小島は「驚いたでしょ」と綴ったが、長瀬も闘病の経過を読んできただけに受け入れることはできた。その後、安楽死への思いも告げられたという。長瀬は安楽死の是非を私には語ろうとしない。

だが、小島の病気に関しては、「治療法がゼロで、この先どうなるかも分かっているので、その選択肢をとる心情は理解できる」という。その姿勢に小島は安心したのか、以後、コミュニケーションは密になっていく。

毎朝、「おはよう」とLINE上でメッセージを交換した。小島は闘病生活におけるストレスを、長瀬は父親の介護や子育てにおけるそれをぶつけた。眠れないためか、小島から深夜や早朝にメッセージが届くこともあった。それに対して反応すると「あ、ごめんね。起こしちゃったね」というメッセージも続けて入った。小島が大変な闘病生活を送っていることは分かっていたので、「気遣いが過ぎるほどの人」だと思った。

英文の読解に手を焼いていた小島を助けたのも、長瀬だった。専門的な翻訳はできなかったが、翻訳アプリなどを使って補助をしていたようだ。

ライフサークルへの登録を済ませた頃、小島からのプレゼントが届いたことがある。なかには、小島が大事にしていたクローバーの形をした薄いピンク色のネックレスが入っていた。同封された手紙には、「遺品じゃないけれど、よかったら受け取って」と書かれ、「もっと高価なものもあるけどそれが一番好きだから」とも綴られていた。それまでLINE上ではやり取りしていたものの、初めて生身の小島に触れた思いだった。

長瀬に話を聞いて初めて分かったのは、小島はライフサークルとディグニタスの両団体に登録していたことだった。さらに、両団体から同日に、つまりは私が小島を取材した直後の9月末に返信がきていた。

〈ライフとディグ、返信がきたよ〉という小島からのメッセージを長瀬から見せてもらった。そこでライフサークルを選択したのは、最終的に自殺幇助の方法の違いが大きかったからだという。

ライフサークルは点滴のストッパーを開けること、ディグニタスは薬物を飲み込むことで、死を遂げる。嚥下《えんげ》の力が弱まっていた小島は、ライフサークルでの最期を希望したのだ。

長瀬は、私の想像以上に、小島のことを知っていた。私と会った感想や、NHKの取材への不安のようなものまで伝えていたようである。

小島は、スイスに出発する前の成田空港でも、長瀬にメッセージを送っていた。

〈今さ、成田のファーストのラウンジにいるんだけど、ひまだー〉

〈かんとうの晴れのそら、なつかしくてみてる〉

〈やっぱりいいよ〉

〈このそらがすきだ〉

長瀬が返す。

〈ミナさ〜ん、今日はこちら良い天気だよね。そうでしたか。スイス、飛行機遅れて

いるのか〉

再び小島が返信する。

〈○○ちゃん（長瀬の愛称）、いってきまあす〉

そして、小島の最後のメッセージはこうだ。

〈○○ちゃん、大好きだよ。私のブログ見つけてくれてありがとう。わたしのストーカーになってくれてありがとう。わたしの心を全てひろって受け止めてくれてありがとう。○○ちゃんがいると思えたら力が倍増したよ。感謝を込めて〉

長瀬のことを茶目っ気たっぷりに「ストーカー」と呼ぶなど、小島らしいユーモアと寂しさを感じさせる挨拶だった。

長瀬は20分後に返信をしている。

〈ミナさん、ありがとうございます。聡明なミナさん、大好きです。ミナさんらしく！〉

しかし、この長瀬が書いたメッセージは既読になったが、小島からはもはや返事が来ることはなかった。スイスに到着後も、長瀬はLINE上で、思いを書き続けた。

〈ミナさん。ずっと祈ってる！　ずっとだからね〉

〈つながれーつながれー　返信は気にしないで下さい。私から一方的に送り続ける！〉

〈ミナさんから頂いたネックレスをね、着けようと出したけど、高すぎて眺めているだけなんだよ。ミナさん、私なんかにこんな高価なものを下さるんだもんね。こんなこと、なかなかできない。まず、貰うことができない。更に私へあげるってこと。思ってそれを実行してくださったんだからね。すごいこと。ありがとうミナさん〉

1年半にわたる小島との交流は、ここで幕を閉じた。小島が安楽死を遂げたことは、LINEが既読にならないことで確信した。

二人の立場はまるで違う。長瀬に、なぜそこまで仲が深まったかを尋ねると、「無理に会おうとしなかったことがミナさんにとって楽だったからだと思いますよ」との答えが返ってきた。病によって本来、あるべき自分ではなくなっている。その姿を説明するのも、見られるのも、小島にとって重荷だったことは、私へのインタビューでも答えている。

一方、長瀬はなぜ、一度も会ったことのない小島のために骨を折ったのか。

「だって健康な私とやりとりしてくださったんだもの。私が病に臥《ふ》せていたら、きっと動ける人間のことを妬《ねた》んでしまうと思う。でもミナさんはそんな素振りを見せず、受け入れてくれました。私としてもなんとか、その思いに応えたいと思って……」

二人の関係はネットやSNS上の交流というには、あまりに濃いものだった。

小島がスイスに旅立ってから数日後、長瀬の父親が再び脳梗塞で倒れた。2度目の発作は病状を考えると決定的なものだ。死も覚悟した。父親の入院に際して多忙が極まり、小島のこともしばらく考える余裕はなかった。

奇跡的に父親は命を取りとめたが、四肢の自由はままならず、視力は著しく低下し、滑舌も悪い。だが、そんな運命を受け入れている自分に長瀬は気づいた。

「なんでこんなタイミングで、とは思うんですけど。これから介護生活がきっと始まっていくんですね。自宅に引き取ろうかなと思っています」

生き続けてほしいとは願うが、一方で父親の尊厳とは何か、と深く考えるようになった。

「父が何を思っているか。コミュニケーションすら大変なので非常に分かりづらいんですけど、そこに意識が行くようになっている自分がいるんです」

一度も会ったことのない小島の生の痕跡が、長瀬の中に確かに息づいていた。

長瀬は取材の終盤、突然、目元を押さえ、「感謝しかないんです」と言った。

2

複数の取材を掛け持つＮＨＫの笠井清史は、その後も多忙の日々を送っていた。スイス滞在中は、お互いにゆっくりと話し合う時間も取れず、中途半端な別れとなってしまった。

何度も国際電話で連絡を取り合い、情報共有を重ねた仲でもあり、私はもう少し笠井の横顔を知りたかった。彼がなぜ小島ミナに惹かれ、安楽死というテーマを追い続けたのか。笠井はこの取材で何を学び、どのような思いに至ったのか。同じ伝える側の人間として、知りたかった。

日本帰国中の4月、恵子と貞子を訪ねるため新潟に何度か通っていた私は、ある時、笠井と夕食をともにした。彼もまた、新潟で番組のロケに取り掛かっていた。番組は6月以降のオンエアを目指しているという。私と同じテーマを扱うが、取材先やアプローチは大きく異なっていた。

新潟駅の中にある喫茶店で待っていると、笠井から電話が鳴った。

「今、駅のどちらにいらっしゃいますか。宮下さんがいらっしゃる場所にすぐ向かうようにいたします」

出会った日のように、笠井は、私の居場所に駆けつけようとする。実は前日、われわれは東京で落ち合う約束をしていた。私の都合を気にしていた笠井は、「どこにでも参ります」とメールしてきた。しかし彼の後輩に聞くと、笠井はどうやら新潟で取材中らしい。数時間の食事だけのために、わざわざ新潟から東京まで足を運ぼうとしていたのだ。そこで私も翌朝、恵子と貞子に会う用事があると伝え、新潟で会うことになった。

蛍光ピンクやグリーンを交えた黒地のボーダーセーターを着た笠井が、目の前に現れた。落ち着いた店にすべく、一緒に店を探した。笠井は、小走りで一軒一軒の店の空席具合を確かめた。やっと見つけた日本酒とスローフードが売りの小料理屋に入り、ようやく個室の椅子に腰を下ろした。

笠井はハイボールを注文し、私は「地酒3種飲み比べ」を頼んだ。彼は、「酔っ払ったほうが正直に話せる」と言い、普段よりも早いピッチでアルコールを飲んでいるようだった。小島がいなくなったこの町を寂しがる笠井は、面会を繰り返した半年前の日々を語り始めた。

「ミナさんは、1回目と2回目の病院訪問の時には、全然、笑ってくれなかったんです。でも3回目にして、やっとゲラゲラ笑ってくれるようになって、とても嬉しかったですね」

越乃寒梅《こしのかんばい》を一口啜り、私が訊いた。

「笠井さんは、あの短い期間に何度、病院に行ったんですか」

首を大きく縦に振って「あ、あ、はいはい」と頷きながら、驚くべき数を挙げた。

「1カ月の間に15回ほど病院に行きましたよ。3泊4日とかもあったかかな」

物事にのめり込みやすい性格だと、笠井は自らを語る。取材を重ねるにつれて、安楽死ではなく、小島という人間そのものに興味を抱いていった。取材とは別に、「彼女と親友になりたかったんです」とまで彼は言った。普通なら勘ぐりたくなるところだが、彼のこれまでの行動を知っているだけに、容易に共感できた。

NHKによる小島の取材には紆余曲折《うよきょくせつ》があったことを書いてきた。小島が笠井を警戒することも多々あった。彼が水族館に連れて行った時、小島がひどく腹を立てたことがあったという。

このことは知っていたが、実際に何が起きたのかは知らなかった。

「(水族館に)カメラケースを肩にさげて持って行ったんです。鞄代わりに使っていただけで、中には大したものは入っていなかった。でもミナさんは、後で病室に戻ったとき『あなたはそうやって誘いながら、絶えず私を撮ろうとしているんでしょ』と怒られたんです。僕も、その時に『カメラは入っていないでしょ』と言い返しちゃって、カメラケースを床に投げつけたんですよ」

笠井は取材者である前に一人の人間としての思いを度々語ったが、その真意はなかなか伝わらなかった。

「僕は楽しむ時間を共有したかっただけなんですけどね。彼女にはそれがアピールに見えたみたいで……彼女に大きなストレスをかけてしまったと思います」

笠井がこの時期の葛藤を思い返す。

「伝えたい気持ちと向き合いたい気持ちは、別にあるじゃないですか。（言葉で）上手に伝えられる自信が僕にはないから、仲良くなりたいという気持ちが先に立つんです。自分が物事を伝える使者のような立場であるはずもないので、せめて一緒にいて笑えたらいいぐらいにしか思えない。それが精一杯なんですよね」

時間をかけ、信頼関係を築いてから仕事に立ち向かう笠井の姿勢からは、効率よく取材を進めようとする私には学ぶべき点が多い。仕事の領域を超え、小島を友人のように慕った笠井は、番組が作れなくてもいいと割り切っていた部分もあったように思う。

もっと長いスパンで番組のことも考えていたのだろうが、小島の取材は急展開した。安楽死の日程が決まった18年11月は、中国取材が佳境を迎えている時期だった。

「大事なロケでどうしても中国に行く用事があったんです。（その時期とスイス行きが重なり）『笠井さんと私のタイミングが合わなかったんですね』と残念そうに言われた。僕はミナさんの考えを世間に伝えたい、と常々言っていて、少なからずその期待もミナさんの中にあったと思います。でも、いざその瞬間に居合わせられないなんて、本当に申しわけない、と思いました」

笠井は中国出張を切り上げ、スイスに向かった。その時のことを思い出しながら、

「仕事のタイミングで離れ離れになっちゃうのが嫌だなと思って……」と涙声になった。

「取材は抜きにして、スイスにだけは行かなきゃと思ったのは確かなんです。でも、ミナさんとはもともと、社会が（安楽死について）考えるきっかけを作ろうと話し合ってきた経緯もあった。だからスイスではまず彼女と向き合うことから始めたかった。水族館で喧嘩して以降、お互いの気持ちにズレが生じていたから。スイスでの一部始終を取材し、放送するかどうかは、あの段階まではよく分からなかったんです」

あの段階というのは、スイスのホテルにいた小島にビールを運んでいった、11月26日の出来事だ。部屋のドアをノックしても反応がなく、笠井はビールを部屋の戸の前に置き、立ち去った。一度は自らのホテルの部屋に戻ったという。

しばらくすると、小島が「あ、来てたんだ」と書いたメッセージを、笠井に送った。すぐに、小島の部屋に戻った。そして、笠井は思いの丈をぶつけた。

まず、スイスで再会できたことを喜びあった。新潟の水族館で喧嘩した思い出話なども交え、次第に本題に入っていった。笠井は、改めて「現実をありのままに伝えたい」と申し出たという。

笠井は、そこまでは私に言わなかったが、おそらくは「最期の瞬間」も撮影したいという意味合いも含んでいたのだと思う。それに対して小島は、「情は一切排してほしい。お涙頂戴のようなダサい番組にしないでくださいね」と答えた。話し合いは深夜2時まで及んだという。

笠井は、取材者に徹することを心したのだろうし、小島も全てを見せることを決意したのだろう。小島の死の意味を問うための番組作りは、この瞬間からスタートしたと言えるかもしれない。この夜、笠井は小島の私物であるマフラーをプレゼントされたという。

翌朝、私はマフラーを首に巻いた笠井を見ていたので、それが小島のものと知って、思わず納得した。というのも、身なりに無頓着な笠井にしては、おしゃれなマフラーだと失礼ながら思ってしまったからだ。

笠井は、これまでに終末期医療の番組を多く手がけてきた。そのことについて、私は訊いてみたかった。

「生きる権利だけでなく、死ぬ権利もあっていいと思って生きてきたんです。上手く説明できないんですけど。小さい頃から、あまり自己表現が得意じゃなくて、わりと世の中からは好かれていないと思ってきたからかな。10代の頃には、自暴自棄なんかにもなっていたし……」

そんな笠井の方向性を決定付けた出来事があった。

「10年前に、父が脳出血で救急病院に運び込まれたんですね。父は意識を失い、僕は24時間寝ずに看病を続けました。1週間後、そろそろ会社に休暇申請を出そうと思って、午前10時頃、医師に『父はいつまで頑張れますか?』と聞いてしまったんです。

僕は、結果的にその言葉が父を延命中止に誘導してしまったのではないかと思っています。その午後、血圧が急激に下がり、父は逝ってしまったから」

主治医が何十時間も看病を続ける自分を慮ったのではないか……。父親の死の引き金を引いてしまった、と笠井は自らを責めた。

父親から生前、「いざという時には、延命治療の中止を希望する」という言葉を聞けていれば、笠井の後悔も少なかったのかもしれない。

父親とは、死に方について話し合っていなかった。以降、家族で終末期医療を話し合うためのきっかけとなるような番組を作り続けている。

会社員としての笠井はフリーの私と違い、必ずしも彼の個人的意思が番組に反映されるわけではない。そのことについても尋ねてみたかった。

「僕の思いが必ずしも形になるわけではない。今回の番組にしても、安楽死を求める人との距離感は絶えず必要だというのが、番組制作側にはあります。僕はその距離感がどの程度なのかを分かるほど頭が良くないけど……」

笠井は安楽死に対しては明確なスタンスを持っていたわけではない。だが、小島の最期を看取ったことで、考えがまとまりつつあるという。

「安楽死は、ある立場の人々にとっては希望の光だと思っていた。間違いなくミナさんにとってはそう。でも、それを希望の光だと思わない人もいる。僕はともすると希望の光を押しつけようとしていたのかもしれない」

同じ病でも安楽死を願う患者もいれば、そうでない患者もいる。患者が思っていたとしても、家族はそうとは限らない。患者と医師ではもちろん立場が違う。そうしたことに笠井は思い当たったという。そこには、小島が「私の死は一つの悪い例であって、人に押しつけないでほしい」と繰り返したことが、少なからず影響しているだろう。

いつの間にか酔い始めている笠井は、「僕が何かのメッセージを発することができるとは思っていない。ミナさんが残そうとしたものが視聴者の方々の心に届けばいいかな」と自らに言い聞かすように語った。

思わず力が入ってしまったのか、笠井が摑んでいたおにぎりはぐちゃぐちゃになっていた。それを頰張る口のまわりは米粒だらけだった。笠井は私より10歳年上なのだが、出会った頃からの印象は変わらない。笠井は無邪気で素直な子供そのものだ。

3

小島ミナが世を去ってから、私は二度、新潟を訪れた。一度目は2019年1月30

日だった。新潟駅で新幹線を降りた時、初めてここに来たのが、わずか4カ月前のことだったと思い返した。

月日は、目まぐるしく流れていった。しかし駅前からの景色は、何一つ変わっていない。

〈My name is Mina Kojima. I will go to die...〈名前は小島ミナ。私は死ぬのです〉〉

あの声とリズムが、耳の奥から離れない。

小島ミナは、もうこの世にいないのだ。

安楽死から2カ月。残された姉たちの心に変化は起きているのだろうか。慌ただしくスイスに赴き、決行後すぐに帰国した二人だが、心の整理は済んだのか。私には知りたいことがたくさんあった。

新潟駅から在来線で数駅のところに、次姉・貞子の住む街があった。鈍行列車の中には、参考書に目をこらす地元高校生たちがいた。学校は別々かもしれないが、制服姿の彼らは、一人ひとりが顔見知りではないかと思う。隣県の長野で高校まで過ごした私だから、受験や試験を前にする彼らの気持ちがなんとなく分かる。あの頃が一瞬、懐かしくなった。

夕方、貞子が経営する飲食店で待ち合わせた。この日は木曜日だったが、わざわざ貸切りにしてくれたため、店の中はがらんとしていた。入り口から中を覗き込むと、

調理場にいた青いセーター姿の長姉・恵子が私の存在に気がついた。扉を開けると、

「あ〜どうも、宮下さん」と言って、いつものように深々と頭を下げた。

一番奥の4人席に招かれると、テーブルにはもつ鍋、刺身の盛り合わせ、冷奴など、私の大好物が並べられていた。料理場から、貞子がチヂミをのせた皿を手に持ち、小走りで近づいてきた。

「遠いところから、わざわざすみません。その節は、大変お世話になりました。今日は、こんな簡単な料理ですけど、この前のお礼をさせてください」

お礼と言われると、正直、気まずい。それは何のお礼なのだろうか。私がいたから小島が安楽死できたという意味ならそれは困る。

スイスでは、恵子が率先して動く場面が多かったが、ここでは貞子のほうがテキパキ動いているように見えた。彼女の店だから当然かもしれない。こうして二人に再会してみると、「あの日」には見られなかった柔らかな表情が目に映った。

姉妹は、あまり酒を飲まなかったが、私には宴会であるかのようにアルコールを勧めてきた。飲み過ぎないように気をつけなければ……。まずは、貞子に渡された胃薬を胃に流し込み、その後、生ビールを片手に乾杯した。

「あれから2ヵ月が経ちましたね」

まず私から、そう言葉を投げてみた。恵子は、どこか遠くを見つめ、語り出した。

「改めて、本当にスイスに行ってきたのかなって、たまになんか……。考えれば考えるほど、奇跡だったなって思いますね」

貞子も、ぼんやりとした顔つきで言った。

「もう、今はなんかね、夢のような。本当に行ってきたんだよねという話は、二人でよくします」

思い返せば、あっという間の出来事だったと、貞子は感じているようだった。

恵子が言葉をつなぐ。

「いろんな奇跡が重なって、一つの道になって思いを遂げられたっていうことは、やっぱり意味があったんだろうなって思いましたね」

私はスイスで安楽死が実施された11月28日に、バルセロナに帰ったので、その後の顛末をよく知らない。

彼女たちによると、翌29日の午前中に遺体安置所に行ったという。部屋には、小島の棺が置かれ、蠟燭《ろうそく》の火だけが灯る静謐《せいひつ》な空間があった。二人は、小島に最後の別れを告げた。

当初は12月1日まで滞在するつもりでいたが、極度の緊張状態から疲労も溜まっていて、体調を崩したために予定を早め、29日に帰国することにした。バーゼルからチューリッヒまで電車で向かい、そのまま飛行機に乗った。行きは三人で、帰りは二人だった。

　今の日常には小島がいない。二人は「悲しいですよね」と息を吐《つ》いた。恵子は、亡くなった両親の仏壇に、妹の写真を並べている。そして、毎日、「ありがとう」と心の中で語りかけ、手を合わせているという。

　目の前のテーブル一杯に手作り料理が置かれている。もつ鍋にしようか、冷奴にしようか……。空腹だった私は、とりあえずチヂミに手を伸ばしていた。

「そういえば、ミナさんは、韓国留学していますよね。なぜ韓国だったんですか」

　ふと思った疑問だった。この話については、直接、小島に訊いていなかった。昔の思い出話よりも、死を急ぐ彼女の心情にばかり気をとられていたからだろう。

　高校を卒業後、小島は韓国に渡った。１年間の語学学校を経て、名門ソウル大学新聞学科で４年間の学業に励んだのだという。当時、新潟の片田舎から、海外の大学に進学する学生は稀だった。ましてや１９８０年代後半の韓国は民主化の渦中とあって、女性の単身での留学先として安心とは言いがたい。

　恵子と貞子が、いくらか困惑した表情になった。二人が互いに顔を見合わせると、これまで話さなかった小島家の過去を教えてくれた。

　小島家の来歴については詳述しないが、小島の祖母は韓国人で、長姉、次姉は幼少期を韓国で過ごしたということだけは記しておく。小島ミナも韓国で生まれたが、言葉を覚えないうちに祖父の故郷である日本に移住した。家庭内では日本語で育ったというが、自らのルーツへの関心が強まったのは当然だろう。おのずと小島は韓国へと導かれていった。

91年にソウル大学を卒業し、帰国後は大手商社に就職した。だが、会社という組織で働くことが性に合わないという理由から、職場をわずか半年で離れ、病を得て新潟に戻るまでの約30年間、東京で韓国語の通訳と翻訳を生業《なりわい》にしてきた。

「事務職で働いていると病気になりそうだって言って、（商社には）1年も勤めなかったんですよ」と恵子が言うと、貞子が「すごく大胆なところがあるんですよ、あの子」と言ってはにかんだ。小島がまだそばにいるかのような話し方だった。

当時の小島の暮らし向きがわかる文章がある。雑誌「SAPIO」の韓国特集号に、彼女は「『ソウル』と『東京』女の一人暮らしはどちらが快適か？」というコラムを寄せていた。日付を見ると、93年5月となっていた。

ここには、自立した生活を目指す釜山出身の友人が登場する。下宿か間借りが一般的なソウルと、東京の6畳一間の暮らしを比較する友人は、誰に気兼ねする必要もない東京の生活が快適だと語っている。小島は、このコラムを次のように締めくくる。

〈彼女は東京での小さなアパート暮らしをして、初めて自分が自立しているのだということを感じることができたと言っていた。確かに間借り暮らしでは、自立なんてい

うものを実感することは難しいだろう〉

これは小島自身が、東京暮らしを始め、自立した人生を歩み出す時期と重なっている。新潟から韓国、そして東京へと生活の幅を広げ、バブルの名残にもあやかって、夢を膨らませていったのではないかと思う。

若き日の小島が、幼い頃から自分の面倒を見てくれた姉たちに「家族みんなで暮らせるように、私がいつか新潟にビルを建てるからね」と誓ったことは、すでに述べた。

あの日、自殺幇助の現場に向かうタクシーの中で、小島は、心の奥にしまっていた悔しさを泣きながら姉たちに向かって吐き出したという。

「約束したのに、新潟にビルを建てられなくてごめんね……」

恵子と貞子には、遠い昔の記憶だった。しかし有言実行を貫いてきた小島は、ずっと忘れていなかった。約束を守れなかったどころか、またあの頃のように面倒を見てもらう立場に逆戻りした自分が、口惜しかったのだ。息を引き取る場所に向かう車内で、あえてそのことに触れるところが小島らしさを物語っていた。

4

スイスでは、貞子とは会話らしい会話をほとんど交わせなかったが、この店では、小島ミナ個人にまつわる話から姉妹の昔話まで、よく語ってくれた。「どこまで話したらいいのか」と苦笑しながらも私に気を許してくれたと思う。

貞子は、東芝関連会社の勤務時代に知り合った3歳年上の前夫と社内結婚したが、37歳の時に亡くしていた。死因は急性心筋梗塞だった。子供三人を育てていた貞子も、若くして大切な人を失っていたのだ。その後、銀行に勤めたり、自分のブティックを始めたりもした。ここの飲食店を開いたのは6年前で、長男と次男が手伝っている。

人生は儚いもの、という思いを持って生きる貞子にとって、小島の安楽死は悲惨な最期でなく、むしろ肯定されるべき死に方だった。自殺幇助の現場で、動じることなく見守っていた貞子の姿が、私の記憶に蘇ってきた。

小島が難病を告知された時も、貞子にだけ「私はもう死ぬから」という決意を話していた。自殺未遂を繰り返した時期も、貞子は首つり用に繋ぎ合わせたスカーフが発見された時、小島の意思を尊重して、「返してあげなよ」と怯える恵子に言ったものだ。

小島と貞子の二人は、性格が似ているように思う。だが、似た性格の持ち主だからこそ、反目してしまうこともあった。

「私、若い時に、ミナちゃんと意見が合わないことが多かったんです。だから、その後も会ってご飯を食べたりはしていましたけど、お互いに真剣な話をすることを避けていた。自分から連絡を取ることもなかったの。病気をしてからもミナちゃんは姉を頼っていたしね。どうせ私は嫌われていると思っていたんだけど……」

貞子は、妹に「口うるさい人」と思われたくなかったという。恵子が運転できないため、貞子が小島の病院への送り迎えを担ったが、それ以上の深入りは避けていた。

安楽死当日、ライフサークルに向かう車中で、そのことを妹に詫びると、小島が寂しそうな目で語りかけたという。

「貞子姉ちゃん、それは誤解だよ。私、貞子姉ちゃんが大好きなのに、そんなふうに思っていたなんてびっくりだよ、知らなかった。本当にごめんね」

貞子は日本を出発する前から、小島が最後の眠りに就くまでは、涙を見せないと心に誓っていた。しかし、この言葉を聞いた途端、涙が止まらなくなった。

「最後まで、泣くつもりはなかったんです。なのになぜか、私が先に泣き出しちゃって。もう涙が止まらなくなっちゃったんですよ」

別の車に乗り込んでいた私には、知らない出来事だった。

小島は病に伏してから、これまで家族に対してあまり口にしなかった「ありがとう」を繰り返すようになったことは小島のブログにも書いてあった。だが、それは自らを介助してくれることへの礼儀としての「ありがとう」だったように感じる。同時に、その感謝に「寂しさ」を感じると貞子は語っていた。しかし、スイスに渡ってからは、もっと柔らかな「ありがとう」の言葉を聞くようになったという。姉妹で語り明かした安楽死前夜もそうだった。自立心が強かった小島も、この段階になると、すべてを受け入れ、人に託すとでもいうべき気持ちが湧いてきたようだった。

恵子は、その晩の話を思い出していた。

「とにかくミナちゃんは、都会で気を張って負けないように強く生きてきたと思うんです。人に弱いところも見せないで、一人で全部築いてきたから。でも『今、思えば、自分一人でやってきたつもりだったけど、自分一人じゃなくて、周りの見えない力とか、いろんな人の世話になりながらやってきたことに気づかされたんだ』って言ってた。ありがたみをすごく感じていると」

貞子も姉の言葉に付け足した。

「一人じゃ来られなかったから、『付いてきてくれて本当に嬉しかった。ありがとう、ありがとう』とずっと言っていましたね。これは出発前の話なんだけど、妹の有紀から、『強い姉ちゃんもいいけど、弱い姉ちゃんがもっと好き』と言われたそうなんです。それがあの子（ミナ）を安心させたようなんですね」

弱くてもいい……。人に弱みを見せず、生きてきた小島にとって、その言葉はどれだけ心に響いたことだろう。

同居中は断っていた入浴中の介助も、スイスに来てから、小島は恵子にとことん甘えたという。シャワーをうまく使えず、バスタブをまたぐのもやっとだった妹を手伝いながら、恵子は「私にとって一番の自己満足でした」と思い返していた。

「スイスに着いてからはもうされるがまんまで、素直だったんですよ。連日、お風呂に入れてあげられたのが嬉しかった。病院にいると、帰る時間を気にして、できなかったんです」

これまでの取材でも、死期が近づくにつれ、人間が変わる姿を度々、見てきたが、小島もまた、心が洗われていくかのような経過を辿っていた。特に、プライシックとの面談を済ませた辺りから、彼女の気持ちは穏やかになり、「張り詰めていた緊張が消えていったのではないか」と、二人は推察した。

ネットや本の中でしか知らなかったプライシックは、恵子と貞子にはどう映ったのか。まずは貞子が印象を語った。

「庶民的な感じのかわいいおばあちゃんだなぁと思いましたね。おばあちゃんだなんて、私と年齢がほとんど変わらないのにね。なんか温かい感じの、優しそうな人だなぁという印象がありました」

恵子にも、優しい女性というイメージが残っているという。

「お医者さんという堅苦しい感じがなくて。あの表情とか、なんか柔らかかったですよね。片言ながら受け答えするミナちゃんの顔も優しかったし……」

あの時、プライシックが小島の病状を実際に確認するためなのか、車椅子に座らせようとしたことは前述した。自力で立ち上がろうとした瞬間、手助けをしようと恵子が身を乗り出した。プライシックがそのまま一人で続けさせるように、恵子の行動を止めたという。しかし、私は、そのやり取りを見ていなかった。

恵子は、「先生に手を出すなっていう仕草をされたんです」と言い、「先生は試していたと思うんです」とも口にした。案の定、小島は倒れ、背中をベッドサイドテーブルの角にぶつけてしまったが、それによって病の程度をプライシックは確認したのだろう。

プライシックとの面談の裏話も、2カ月を過ぎて知ることができた。

スイスに向かう前日、小島は姉たちとともにライフサークルに提出する動機書作成に取りかかった。恵子は言う。

「エリカ先生に英語でちゃんと伝えなきゃいけないと思って、出発前の晩は寝ないで、ありったけのミナちゃんの症状を項目にして書き出していたんです。ポケトークという話しかけると外国語に翻訳されるのがあるじゃないですか。それを使って、一緒にとにかく書きまくりました。でもたまに変な翻訳になることもあって。苦痛が靴のシューズに翻訳されてしまったり……」

74言語対応の翻訳機「ポケトーク」が、プライシックとの面談前の切り札だったというから、今となっては少し可笑しく思えた。

「それを読んだエリカ先生が、ビューティフルと言っていたから、あ、通じたんだろうと思って。あ〜、よかったと思いましたね」

今回の自殺幇助の費用については事前に海外送金ができず、現地でも、スイスフランの両替ができなかった。自殺幇助後、ようやく現金を手渡そうとしたら、プライシックはざっくり数えて、数十枚の札束を姉妹に返却した。

その際、プライシックは「今度、日本に旅行したら、(お金を)使わせてもらうわ」と言ったのだという。

そんなこともあったのかと、私もあの日の光景を思い浮かべた。

もう一つ気になることがあった。

第四章で、スイス出発直前の小島のブログを紹介した。安楽死という目的を伏せ、長期療養をするため、ブログを小休止するという内容だが、最後に「一人だけ判ればいいやFINE THANK YOU. AND YOU?」という一文があった。

このメッセージの意味を尋ねると、貞子は「私たちも最近わかったんですけど」と前置きし、教えてくれた。

18年11月にスイス行きが決まってから、病室で最後の別れを告げた中に、高校時代の親友がいたとは聞いていた。病室で小島は、親友に「スイス（プライシックのこと）から国際電話がかかってきたが、中学生が使うような、拙《つたな》い英語でしか受け答えできなかった」と笑い話として伝えていたという。プライシックに対して「元気です」と伝えた言葉が「FINE THANK YOU. AND YOU?」だった。

19年に入り、小島の死を報告するため、恵子と貞子が親友のもとを訪ねた際、このエピソードを教えられたという。このブログを見たとき親友は、ミナらしいな、としみじみ思ったそうだ。

恵子と貞子は、妹の安楽死という辛かった思い出であっても、終始、穏やかに語っている。

彼女たちの顔を見ながら、「あの安楽死によって、二人が苦しめられていることはなさそうだ」と、私自身を納得させていた。

しかし、私の考えは浅かった。彼女たちが妹の旅立ちの日を無事に迎えられた安堵の裏には、本人たちにしか分からない苦労があったことをこの日、知った。

5

その事実は、恵子の「安楽死が決まるまでに、まだ（問題が）あったんですよ」という言葉から切り出された。小島がライフサークルに登録申請をメールで送ってから、なかなか返信がなかった。その間、焦燥にかられたと小島は語っていたが、返事がこないことを想定し、次なる手段を検討していたのだという。

「自殺サイトみたいなのにアクセスしてね。自分の力では死ねないから、一緒に死ねる人を探していたみたいなんですよ」

最初に私が小島と会った際に、安楽死が叶わないなら自殺サークルでも探そうかな、と語っていたが、半ば冗談のように受け取っていた。まさか本当に探していたとは思わなかった。さらに貞子が驚くべきことを語った。

「実際に、ある男性から返事があったらしくて……。同じ自殺希望者らしいんだけど、一緒に死のう、自分が車を出しますなんて連絡もあったみたい」

二人が知っていたということは、小島はそのことを隠すことなく、姉たちに語っていたことになる。とくに心配性の恵子は気が気でなかっただろう。

「頼むから、そんなことしないでくれって何度もお願いしたんです。病室の扉を開けたらミナちゃんがいるのかどうかっていうのが怖くて怖くて。あの子はやると言ったらやる子だから、本当に怖かったんですよ。だから、ライフサークルからもうすぐ返事がくるから、といって毎日、ミナちゃんをなだめていたんです」

自殺の手段についても、「練炭になると思う」と、具体的な話まで告げられていた。数週間後、プライシック本人から返事がきた時に救われたのは、小島だけではなかったに違いない。姉たちもまた追い詰められていたのだ。

私はスイスで彼女たちに同行していた時、まだ本当に安楽死が決行されるか分からないと何度か伝えたことがあった。実際に、決行前日に帰される患者も見ていた。私としては、過度に期待しすぎないよう諭したつもりだったが、彼女たちの不安をいたずらに煽《あお》ってしまったのかもしれないと、自殺サイトの話を聞いてからは反省した。

「宮下さん、私にぼそぼそ言うんだもん。これで安心はできませんよ、みたいな」と貞子が笑いながら語ってくれたのが、何よりの救いだった。

小島がスイスで最期の瞬間を迎えたことの意味を、彼女たちはどのように捉えているのだろうか。死に至るまでの過程を、落ち着いた気持ちで彼女たちが迎えられたということは、次のエピソードからも分かる。

安楽死決行前日の27日、朝食をとった後、現地の運転手の案内でスイスの山に行き、湖岸を散歩し、市場を訪ねた。恵子や貞子が、地元の人々と談笑している姿を見ながら、小島がこんなことを呟いたことを貞子は記憶している。

「私はこうやって消えていくんだね……」

その時を思い返して、貞子は言う。

「自分は車椅子で、私たちは立っているわけだから、目線が違うわけですよ。あ、世界が違うんだ、もう私はこの世にはいないんだ。そういう感覚をミナちゃんは抱いたみたいなんですよね」

そこで小島は、自分がいない世界を実感した。その世界で姉たちが笑っている姿も想像した。自分がいなくても世界が回る。その不思議さを、悔しさや生への未練というたものではなく、静かな気持ちで受け止めたのだろう。

三姉妹はスイス滞在中、毎晩、こんな会話も交わした。安楽死に至るような人生にどうしてなってしまったのだろうか、と。恵子が振り返った。

「なんでこんな病気にかかったんだろうね、とあの子が言うからね。きっと、こういうふうに安楽死を遂げるっていうのも、あんたは選ばれたんだよ、と私は言ったんです。神様じゃないけど、あなたしかできない仕事を与えられた。使命を与えられたんだって、私たちは思っているよって」

貞子が続ける。

「そうしたら、この病気になったことも納得できるって、本人は言っていましたね。

だって、普通だったら自殺を4回もしてね、それも百何錠も薬を飲んだにもかかわらず、まだ死なないっていうのは、おかしいでしょって」

貧しく、助け合った生い立ちを互いに振り返りながら、三人は大切な時間を過ごした。安楽死前夜は、こんな話もしていた。

恵子が「ずっと貧しくて、いつも泣いていたのに、いつの間にかみんなで笑い転げているような家族だったよね」と言うと、貞子が「私たちって、逆境に強いよね」と付け足した。全員が頷き、自然と笑いがあふれた。貞子はこうも言った。

「安楽死って普通は暗いけど、三人でこうやって笑えるって、なんかすごいよね。私たちの考えは、普通の人たちと、もしかして違うかもしれない」

闘病中も、三姉妹で病院に定期検診に行くと、必ず笑いがおこった。

姉たちの会話に頷きながら、小島は言った。

「うん、そうだね。恵子姉ちゃん、貞子姉ちゃん、私、本当に幸せだよ」

6

貞子が私に、酒を勧めてくる。胃薬が効いているせいか、まったく酔いが回ってこない。

「それじゃあ、貞子さん、マッコリを頼んでもいいですか」

二人とも、とても嬉しそうだった。小島は、こうして和気藹々《あいあい》と食事をし、思い出話をする私をどう思うだろうか。託された物語を、私は正しく伝えられるだろうか。

生ぬるい酒が心地いい。ここに来てから、もう4時間が過ぎていた。

そろそろ、疑問を投げかけてみようと思った。自殺幇助が行われた時から、ずっと気になっていた問いである。

「恵子さん、ミナさんがベッドに入ってから、息を引き取るまでの間、ずっと謝っていましたよね。『ごめんね、許してね』と。なぜだったんですか」

ハッとしたような目で、恵子が私を見つめた。本人は、意識的に謝っていたわけではなさそうだった。少し考えると、様々な感情が湧き出てきたようだった。

「私は、あまりにもいろんな思いがあって……。本当に今でも懺悔《ざんげ》ですもん」

「懺悔」と恵子は口にした。

「もっともっと、いろんなものを食べさせてあげたかったし、もっとどこかに連れていってあげたかった。本当は四六時中ついていてあげられたらよかったのにできなかった、というのもあるんです」

それは後悔とは違うのだろうか。

「矛盾しているかもしれないけど、後悔ではない。うん、後悔はない。最終的にこういう道を選ばざるを得なかったことに対しての『ごめんなさい』というか。極端に言えば、もし、私が代われたら、という気持ちです。親だったらそういう気持ちになると思いますが、それがあったんです」

一回り歳の離れた妹のことを、我が子のようにかわいがり、その成長を慈しんできた恵子ならではの言葉だった。「少なくとも、私の家に来てくれた。妹（貞子）の家に行っていたなら、焼き餅《もち》焼いてしまったかもしれない」とも言った。

性格的には小島は貞子に近いが、境遇的には恵子と近かった。小島は独身を続け、子供もいない。恵子は10年前に結婚したが、それまでは一人だった。恵子が小島に声をかけ、二人で正月を過ごすことも何度かあった。最初に小島の異変に気づいたのも恵子だった。

「『ごめんね』と同時に『ありがとう』の気持ちもセットであって、それは彼女が残してくれた思い出に対してお礼が言いたいということなんです。あなたの存在はありがたかったんだよ、と」

次第に意識を失っていく妹を前に、恵子は、泣きながら「ありがとう」の言葉を捧げていたことを思い返した。

一方の貞子は、あの時、恵子のように感情を剝き出しにすることなく、妹の最期をじっと眺めていた。声も発しなかった。車中では号泣した貞子だったが、再び涙を見せたのは、息を引き取った直後だった。その貞子は、姉とは異なる気持ちを語った。

「宮下さんが今、言ったように、姉はもうずっと謝っているんですよ。ごめんね、ごめんねって。だけど、ミナちゃんは自分の人生の幕引きを自分で決めたんです。自分で選んだ道なんです。だから最後は、本当によかったねって思う。私は姉とは逆なんですよね」

恵子がそこに言葉を重ねた。

「私にもその思いは、もちろんある」

そして貞子が恵子の顔を見ながら、もう少し、彼女なりの考えを口にする。

「そういうふうに思わないと。これから私たちは生きていくわけだから。よかったねって思わないと可哀想になってきちゃう。自分たちは、何やっているんだろう、となっちゃうから。一人でふとミナちゃんのことを思い出した時には、ミナちゃんよかったね、今頃向こうで何をしているのって、問いかけているんです」

初めて病室で小島に出会った際、私は、日本人が安楽死を遂げることは難しいのではないかと考えていた。4ヵ月前は、まだ小島ミナという人間も知らず、恵子や貞子のことも知らなかった。法律以前に、日本人は死に対しての考えが未熟だと思っていた。

どうやら思い違いをしていたようだ。

死とは、その人が送ってきた人生の集大成のような気がする。小島だけでなく二人の姉も死を前にして臆さなかった。死後もそこから目を背けず、しっかりと受け止めようとしている。

マッコリを2杯飲み終え、酔いが回ってきたようだ。店を出る前に、私は恵子と貞子に、実際の安楽死で迎える最期とは、どのようなものだと感じたかを尋ねた。

恵子は、「お互いにしっかりと別れが言い合える。本当に幸せな最期だと感じましたね」と言いながら、肩の力をすっと抜いた。

安楽死に、もともと肯定的だった貞子は、小島の最期に立ち会い、その思いをさらに強くした。

「死って怖いイメージがあるんですけど、今回こうやって見て、怖さをあまり感じなくなりました。あんなに安らかに、スーッと眠るように逝ったので。息が詰まって、ウッとなるんじゃないかなとも想像していたんですけど、一切なかったんですよ。スッと目を閉じて、そのまんま眠るように逝ったので、苦しまなくてよかったと思いましたね」

店を出る時、二人は「またいらしてください」と笑顔で頭を下げていた。

小島の意志だけでなく、彼女たちがいたから、小島は安楽死を成し遂げられたのだろうとの思いを強くした。万が一、安楽死を遂げられず、別の方法による最期を迎えていたら、彼女たちはどういう気持ちで過ごしていただろうか。

ホテルのベッドの中で、その結末を組み立ててみたが、すぐに想像することを諦めた。マッコリの火照《ほて》りが気持ちよく、いつの間にか眠っていた。

7

二度目の新潟訪問となった4月3日、今度は恵子の自宅に足を運んだ。東京は桜が満開の春日和だったが、まだまだこちらは寒く、冬から抜けきっていないようだった。

小島のブログの舞台となった部屋をどうしても目にしたかった。そしてもう一つ。最近、スイスから届いたという遺灰が置かれる仏壇に線香を上げ、最後の別れを告げたかった。

貞子の店で待ち合わせ、恵子がテイクアウトして、わざわざ持ってきてくれた銀だこのタコ焼きとたい焼きを食べながら、会話を弾ませた。前回の訪問から2カ月、二人とも、相変わらず元気なようだった。恵子は後ろに束ねていた長い髪をばっさりと切っていて、活き活きとした印象だった。

面談を重ねるごとに、姉妹との距離がさらに縮まっていく気がした。

恵子の自宅は、貞子の店から車で30分ほどの距離にあった。荒い波が立つ、鈍色《にび》の日本海を横目に、貞子が愛車を走らせた。コンビニも商店もない静かな住宅地の中に自宅はあった。

家の前には、小島が日々、サンルームの窓から眺めた公園があった。桜はまだ開花せず、蕾《つぼみ》は暖気の訪れを待っていた。

玄関で靴を脱ぐと、恵子が奥の部屋に招いてくれた。キッチンと暖房の効いたリビングが広がっていた。サイドボードには十数枚の家族写真が立てかけられていた。小島の幼少期の写真もいくつか目に入ってきた。

若き日の小島の写真を眺めていると、リビングに作業着姿の男性が姿を現した。

「その節は、スイスでは大変お世話になったようで、ありがとうございました」

ブログに何度も登場する義兄だった。少し色黒の男性で、とても優しい目をしている。彼なしには、小島のここでの生活は成り立たなかったはずだ。時にはわがままな彼女に対し、文句一つ言わず、寛大に受け入れたのも彼だった。義兄にとって、小島は妹のような存在だったという。犬嫌いなのだがトラピコを受け入れ、小島が移動する際には車を走らせた。

安楽死の前日、スイス市内を周遊する途中、恵子は日本で待つ夫に電話をかけた。恵子が小島にかわると、彼は電話越しに「ミナ、愛しているよ」と叫んだという。小島は「私も愛してる」と応えた。続けて「お兄さん、いろいろ本当にお世話になりました」と言ったという。

出された緑茶を一口飲み、私は彼に尋ねた。

「ミナさんが亡くなられて、どのような心境ですか」

胡座《あぐら》をかき、電子タバコの煙をゆっくりと吐き出す義兄は、写真が広がるサイドボードを眺めた。

「やっぱり悲しいですよね。こうやって写真を見るたびに寂しくなりますよ。酒もいつも一緒に飲んでいましたからね」

横に座る恵子が首を縦に振りながら、その頃を思い出しているようだった。

「ミナちゃんは、お父さんがいなかったじゃないですか。だからこの人にそんな部分を求めていたのもあったんでしょうね」

すると義兄は、「お前はミナにとって、母親みたいな存在だったからな」と恵子に呟いた後、私を見て「家族ですから、助け合うのが当然でしたよ」と言い切った。

恵子は、「もちろん夫だけでなく、夫の会社の従業員の方にも大変お世話になりました。彼らに支えてもらったからこそ、ミナちゃんは肩身の狭い思いをしなくて済んだ。本当に感謝です」と彼女らしく、気を配った。

小島のために取り付けられた手摺を握りながら、私は、階段を上った。中二階には、併設されている義兄の会社に通じる扉があった。賑やかな声が漏れてきた。小島は、この階段をゆっくり上りながら、何を思っていたのだろう。

そこからさらに上に行ったところが小島の部屋だった。

入り口の戸を開けると、ブログから私が思い浮かべていた通りの部屋だった。彼女の生活を想像してみる。弱り果てていく体を嘆いたことだろう。希望のない人生に悲観し、窓から叫びたかったことだろう。それでも生き抜いたのは、姉たちや義兄によって支えられていたからに違いない。

滑りやすいフローリングには、ジョイントカラーマットが敷かれていた。当初は愛犬が滑らぬための配慮だったが、小島の病状が進み、壁にそって這うように動かざるを得なくなってからは彼女にとって必要不可欠なものになった。

丸テーブルの上には、ツボマッサージの器具やボディクリーム、リモコンケースが置かれていた。サンルームにある化粧台には、使い古した電動歯ブラシもそのまま残されていた。

奥の棚には、本が山積みになっていた。ミステリー小説やノンフィクションまで多分野の本が目に入るが、生と死に向き合う書物が大半を占めていた。

タンスの上には、愛犬トラピコの遺骨と写真と花が飾られ、みかんと水が供えられていた。テレビを挟んだ横の整理ダンスの中には、小さな仏壇がはめ込まれ、トラピコを抱きかかえる小島の写真が置かれていた。

「これなんです」といって、恵子が封筒を持ってきて中から遺灰を取り出した。灰は黒ずんでいて、砂のようだったが、確かにプライシックが送ってきたものだった。残りはまだスイスに保管されているという。

「お線香をあげてもいいですか」

恵子に尋ねた。遺灰を仏壇の前に置き、恵子は「ミナちゃん、よかったね」と言って、蠟燭に火をつけた。一本の線香に火を移してから消し、香炉に差す。

私は、両手を合わせ、目を閉じた。

ミナさん、こんにちは。新しい世界はどうですか。今頃は、楽しく過ごしていますか。私は、ありのままのミナさんを伝えたいと思っています。どうか、安らかにお眠りください。さようなら……。

エピローグ

今でも安楽死に立ち会うたびに、非現実の世界にいる感覚を抱いてしまう。それをひと言で表現するならば、「虚しさ」ということになる。

安楽死が「良き死」か否かを判断するのは、人それぞれである。私が虚しさを覚えるということは、まだそれを肯定できていない証拠かもしれない。人間があえて死期を早め、旅立つことに、なおも絶対と呼べる正当性を見出せないのである。

しかし、小島ミナが実際にスイスで安楽死を遂げて以来、私の思いに多少なりとも変化が生じていることは認めたい。

私はこれまで欧米における安楽死には一定の理解を示してきたが、日本人がそれを実行することには懸念を持つと語ってきた。だが小島の最期を看取ってから、必ずしも欧米人だけの権利として安楽死が存在するのではなく、この死に方は国籍を問わないのではないか、と考えるようになった。安楽死で迎える最期は、人間一人ひとりの生き方の反映なのではないか。虚しさはあるが、頭ではそう理解するようになった。

小島の人間性を知れば知るほど、安楽死という方法が彼女には相応《ふさわ》しかったように思える。身体が徐々に冒されていくなか余生とどう向き合うかを、彼女は誰よりも深く考えた。その上で到達した理想の最期が安楽死であり、それに納得する家族がいたことが何よりもの救いとなった。

ただし、肝に銘じておきたいことがある。小島が強調していたこと、それは、同じ病を抱える患者たちにとって、安楽死が「良き例」になってはならないということで、小島ミナゆえの安楽死であったことを忘れてはならない。末期癌だからとか、多系統萎縮症だからといって安楽死が一律に認められるべきかというと、実はそう簡単な話ではない。

安楽死を行うためには、耐えられない痛みがある、回復の見込みがない、明確な意思表示ができる、患者が望む治療手段がない、といった四条件をそなえる必要がある。これはスイスに限らず、オランダやベルギーといった国でもほぼ同様の条件だ。

取材を重ねるなかで、シンプルに見える四条件が、そうではないことに気づかされていった。たとえば、本人の意思が、いかに移ろいやすいものかを、何度も目にしてきた。その一人として、吉田淳を挙げることができる。

吉田が安楽死を遂げられなかったのは、癌の進行が早く、スイス行きが叶わなかったからだけではない。彼の場合、安楽死を望んだ本当の理由は、病気の苦しみから逃れるためでは必ずしもなく、その背景には、家庭環境が影響していることは本人も認めている通りだ。だが、頑なに抱いていた安楽死への期待も、寄り添う家族が現れたことで消えたような印象を私は持っている。

同じ最期を模索してきた小島と吉田。この二人には、どのような差異があるのかを、本作品を書き始めた頃から、常々考えてきた。

両者が亡くなった今、特に感じることがある。それは、安楽死によって失う家族の死を、遺族が納得し、その後の日常を生きていくことができるか、ということだ。家族が安楽死に理解を示せないのであれば、たとえ本人が理想の死を遂げても、結果として、それが「良き死」だったと言えるかどうか甚だ疑問だ。もちろん、本人がその結果を判断することはできない。死とは残された人々の問題でもある。

この原稿を書いている現在、ライフサークル代表のプライシックに会うため、スイスにいる。先ほど、バーゼルにやって来たドイツ人男性が、翌朝に控えていた安楽死を諦め、滞在先のホテルから引き揚げたとの知らせを、プライシックから受けた。

その理由は、娘に別れを告げないままスイスに来てしまったことを、患者自身が直前になって後悔したからだった。彼は、肉体的苦痛から解放され、安らかな最期を迎えることよりも、残される家族の憂いを解消しようと決めたのだ。

それは賢明な選択だと思う。心残りがあったり、家族の納得を得られていなかったりしたままで、自らの意思だけで旅立つことには無理がある。私は以前に増してそう感じるようになっている。

私が幡野広志と対立したのもまさにその点だった。彼は患者の意思こそがもっとも尊重されるべきだと主張する。単に感情面からそう訴えるわけではなく、彼の信念に基づく言動だと思う。彼は余命を宣告された癌患者であり、その考えに理解を示したくなることもあった。しかし、時として、それができないのは、私が健康であるゆえに、当事者の心境に思いを寄せられなかったということだろうか。

いや、必ずしもそうではないだろう。病を得たのは患者だが、「死」とは患者だけが直面する問題かといえば、違うからだ。私は、ここで家族の存在を改めて指摘したいわけではない。

ここでもう一人の当事者たる医師に目を向けてみる。

医師も人間であり、安楽死を施すことへの精神的な重圧が大きい。ここ最近、プライシックは、心身ともに疲弊し、私生活にも影響が及んでいるということを教えてくれた。今後の彼女が、私には心配でならなかった。これはもちろん彼女に限った話ではなく、安楽死を扱う医師たち全般に当てはまることだ。

プライシックは「ヒューマンライツ（人権）」を声高に叫ぶ。だが、権利や、それが明文化された法律だけで、物事がすべて回っていくかといえば、私はそうは思わない。依然、安楽死にはグレーな部分が多い。

プライシックは、小島の死から約半年経った今、彼女の死をこう振り返っている。

「彼女が望んだ逝き方が実現できて、ほっとしている。ミナのためにも嬉しく思う。だけど、お姉さんたちがどう感じているか気になるわ。彼女たちはとても仲がよかったから。私が正しいと思うことが、他の文化圏から来た人たちに受け入れられるとは限らない。彼女の自殺幇助を終えて、そんな印象を持ったわ……」

小島にしても吉田にしても、安楽死という道があることが安堵感をもたらしたことは事実だ。病と闘う彼らにとっては、一筋の光明に見えたのだろう。そうした効果は認めつつも、私には懸念が残る。

安楽死を求める多くの日本人が、延命治療の手控えや中止、セデーションといった国内で容認されている選択肢を認識しているかも疑わしい。まだ、日本国内で安楽死の法制化を検討する段階ではないというのが、現時点での私の考えである。

今回もまた、多くの関係者の協力なくして、本書は成り立たなかった。

故・小島ミナ氏を始め、執筆に理解を示してくれた長姉の恵子氏、次姉の貞子氏には、心から感謝したい。彼女たちの理解があったからこそ、ありのままを伝えることができたと思っている。また、故・吉田淳氏にも、敬意を払いたい。匿名での執筆になってしまったが、癌と闘いながらも、家族を取り戻していった過程は真実である。

幡野広志氏は、私と見解が異なることを承知の上で、取材に応じてくれた。時に失礼な質問も投げかけてしまったが、正面から真摯に応えてくれた彼には、お礼を言いたい。スイスで取材をともにしたNHKの笠井清史氏にも大変お世話になった。物語を伝えるための姿勢について、多くのことを学べたと思っている。番組の反響が楽しみだ。

そして、この取材を全面的に支えてくれた小学館編集者の柏原航輔氏に、多大な感謝の意を示したい。難しい案件にも常に協力し、筆が進まないときには必ず背中を押してくれた。彼なしに、書き手である私は成長できなかった。

最後になるが、執筆を傍らで支えてくれた妻、そして遠い地からエールを送り続けてくれた両親と姉に感謝したい。

2019年4月26日、スイス・バーゼルのホテルにて

宮下洋一

文庫版に寄せて

小島ミナが安楽死を遂げてから、2年半が過ぎた。本書の執筆を終えてからしばらくして、NHKスペシャルが放送された。その直後から、想像していた通りの賛否両論が巻き起こった。日本での安楽死議論が進展しそうな予感がした。

私が小島の取材を決意したきっかけも、そこにあった。終末期患者や難病患者のみならず、医療関係者や家族たちにとって、安楽死が何を意味するのかを少しでも考えてもらいたかった。それは小島本人の願いとも合致した。

小島から届いた一通のメールが、結果として世に問いかけたメッセージは大きかった。私は、彼女が迎えたスイスでの最期は、決して無駄なことではなかったと信じている。

その一方で、本書が出版されたことに嫌悪感を抱く人たちがいたことも事実である。日本で認められない安楽死に対して、世論を容認に向かわせている、社会的弱者の生きる権利が奪われてしまいかねない、といった意見が飛び交っていた。

だが、そうした主張を持つ人々の存在に十分配慮した上で、私はこの取材に取り組み、執筆し、硬直化した議論に一石を投じたつもりだった。少なくとも、小島が死に至るまでの苦しみや葛藤、ブログや取材で得た証言などからは、人々を安楽死に導かせるような短絡的な考えは、どこにもなかったと思っている。

この本に対する感想やメッセージは、私のSNS上のアカウントにもたくさん届いた。そこには、小島のような安楽死を遂げたいと願う、同じような神経難病に悩んでいる患者たちもいれば、自殺願望を抱く精神的な病に苦しむ男女も多くいた。彼らはみな「尊厳のある死」、言葉を換えれば、「より良く生きること」について、真剣に考えているのである。

私は、世界6カ国をルポした前著『安楽死を遂げるまで』を出版した後、生き死にの局面でも周囲を慮る傾向にある日本人に安楽死は向いていないと考えた。しかし、小島との出会いから、国籍は大きな問題ではないことに気づかされる。彼女の死は「良き死」だったのではないか、という思いにさえ至った。

もちろん、今もなお、私の中で答えの出ていない問題はある。それは、安楽死によって当人は苦しみから解放されたとしても、残された者たちは苦しまずに生きていくことができるのか、という問いである。

海外では、安楽死を巡って遺族が揉めたり、医師が遺族側から訴えられたりすることも多い。安楽死とは、逝った本人を除き、順風満帆に物事が解決されることはないという側面も知っておく必要がある。

前著『安楽死を遂げるまで』の取材から5年あまりが過ぎた2020年末、文庫化に際して再び、遺族や医師たちに連絡をとった。彼らが多少なりとも、心の痛みや悔いを引きずって生きていることは、前著の「文庫版に寄せて」に綴った通りだ。

では、小島ミナを介護し、スイスまで付き添った恵子と貞子は、その後、どのような心境でいるのだろうか。

2021年3月18日、新型コロナウイルスの影響で、日本に一時帰国できずにいた私は、バルセロナのアパートからビデオ会議システム「Zoom」を使い、新潟にいる恵子と貞子にビデオ通話した。2人と顔を合わせるのは、約2年ぶりだった。

恵子は、手入れの行き届いたシルバーグレーと、色白の肌によく似合う紅をのせていた。次妹の貞子の外見はほとんど変わらず、いつものように満面の笑みを振る舞っていた。画面上に顔が映ると、姉妹はにっこりと笑って、「あーどうも、宮下さーん」と声を弾ませ、私に手を振った。

小島が死去し、家族が一人少なくなった環境には慣れてきたのだろうか。まずは長姉の恵子が口を開いた。

「気持ち的には大きな変化はないのですが、こうしてあげたらよかったという思いは消えないままですね。時間が経つにつれ、少し配慮が足りなかったのかな、という気もしています」

次に貞子が内心を打ち明けた。

「こうしてあげればよかったという気持ちはあるけれど、1年、2年が経って悲しくなったということはないです。楽になれてよかったね、という気持ちには変わりはないですね」

姉妹は、小島が亡くなった当時と変わらぬ言葉を口にしていた。恵子はどちらかと言えば、未練と悲しさを引きずり、貞子のほうは2年前と同様、寂しくはあるが、小島が安楽死した結果を受け入れているようだった。その貞子は、「難病とはどういうことなのかを、もっと勉強しておいたほうがよかった」と言い、その理由について、こう説明した。

「私たちには（自分の）家庭があるからといって、逃げていた部分があったかもしれないんです。だから、元気なうちにもう少し一緒にいてあげられたらよかった、という悔やみが前よりも強くなりましたね」

安楽死に限らず、亡き人に対する悔悟の念は、誰もが抱く感情だと思うが、「家庭があるから逃げていた」とは、一体どういうことなのだろうか。貞子が「うーん」と首を横に捻り、こう述べた。

「病人だからということで、私たちにはできないという諦めの部分があったと思うんです。でも実際は、できないんじゃなくて、してあげられなかっただけなのかな、という反省があります。私たちが勝手にできなかったと思い込んでいたような気もしていて。本当は旅行とかにも、もっと一緒に行きたかったですよね」

そのような悔いは、小島が生きていれば抱くことがなかったのかもしれない。多系統萎縮症だった彼女は、姉2人と残された時間を過ごすことよりも、最終的には自死の道を選択した。それを認めたのは、恵子であり、貞子でもあったはずだ。

「安楽死を選んだことについては、2年が経ってどう感じていますか。その決断自体は間違っていなかったと、今でも思いますか」

そう私が尋ねてみると、恵子は、寂しそうな顔を浮かべ、こう言った。

「悔いはないけれど、ちょっと早かったかな、というのは私たちなりにあります。飛行機に乗らなければならなかったことを考えると、仕方なかったと思いますね。でも、妹が望む安楽死を遂げたことは、ミナちゃんにとってはよかったし、ありがとう、という気持ちです」

貞子も、「早かったと言えば早かった」との思いを口にした上で、現実的な障壁について、彼女なりの正直な気持ちを述べた。

「日本で安楽死に対しての受け入れがもう少し変わっていたら、どうだったのかなという思いはありますよね。早かったのは、スイスに行くということが前提だったから。タイミングとしては、あの時でしかなかったと思います。コロナのことも考えると、それ以降だと（安楽死が）できなかったかもしれないので……」

スイス行きが叶わなければ、今頃はもっと大変な事態になっていたという思いも、当時と同じだった。小島は、恵子の家で自殺未遂を繰り返した挙げ句、病院では自殺サイトを通して、他の死に方を模索していた時期があった。

後述するが、京都でＡＬＳ（筋萎縮性側索硬化症）患者の嘱託殺人事件が起きているだけに、貞子の中で「大変な問題になっていたかもしれない」という不安が強まっているようだ。

映像にして目にする小島の死は、私が描いた本書と違い、また別の力を持っていた。私がＮＨＫスペシャル「彼女は安楽死を選んだ」を初めて見たのは、日本に一時帰国した直後のことだった。ホテルの部屋で再放送を視聴した。

当然、私は、ＮＨＫの笠井と井上カメラマンの２人とともに、スイスの同じ現場に居合わせていた。しかし、彼らの編集によって描き出された世界は、同じ難病を患う別の女性の生き方と比較させながら、小島の選択を考えさせるものだった。私が書いた小島という唯一無二の人間が選んだ唯一無二の死を伝えるものとは、やや異なる印象を視聴者に与えた気がする。

視聴者や読者が捉えた全体像や印象は別として、本書もＮＨＫスペシャルも、小島の生き方や死生観の部分に焦点を絞れば、特に大きな差はなかったように思う。

ＮＨＫスペシャルの放送は、恵子と貞子の日常に変化をもたらしたのか。

小島を取り巻く関係者たちからは、こんな感想をもらった、と貞子は言う。

「小・中・高時代の友人、社会に出てからの友人からも、多数連絡をいただきました。妹を知る方々は、みんな口を揃えて、ああいう最期の選択は本当にミナちゃんらしい、と言っていました」

実は放送後、単行本も読んだという小島の友人女性から、私にもこんな感想が届いていた。

〈元気な頃良くミナちゃん宅でお酒を飲みながら寝っ転がってトラピコに顔を舐められながらも一晩中語りあった時の彼女の声や姿が今ありありありと目に浮かんでいます。ミナちゃん本人は病で変化した自分の姿を私達に見せることを避けていましたが、画面を通して見た限りそれ程元気な頃との印象には変わりがない気がします。

そもそも見た目が変わったくらいで驚いたり特別視する様な私達ではなかったのですが、結局会うことは叶わず仲間内でも自分の意見を通しきる彼女の思惑通りとなりました。ホントに最初から最後の瞬間まで全てが彼女らしい！〉

この女性は、小島の最期に触れて、自らの生き方を再び見つめ直したのだという。彼女自身がどのような最期を迎えたいのかについても、「私の中の元気なミナちゃんに話すつもりで考えていきたい」と書いていた。

来日した際、実際にこの女性とともに、小島のサークル仲間に会う機会に恵まれた。その際にも、仲間たち全員が「ミナちゃんらしい最期だった」と声を揃え、頷き合っていた。そこには笑いがあり、小島への尊敬の眼差しもあり、誰一人、彼女の選択に否定的な発言をしていなかったことが印象深かった。

恵子と貞子は、小島が残したブログと、そこからつながった人たちのためにも、彼女の死を無駄にしたくなかった。妹を支えてくれた周囲の人々や、音信不通になってしまったブログ仲間にも礼を伝えたかったという。

そこで2人は、小島が書き続けたブログ『多系統萎縮症がパートナーになっちゃった』を2019年12月28日に更新し、長姉と次姉が見た「妹の死」について、思いを綴ることにした。

〈今、遺された私たちに何が出来るのか、と考えています。妹との会話を振り返り、人生観、死生観など、普段、重苦しい話題を避けてきた私たち姉妹ですが、妹は、自分らしさ、自分の大切な命と共に、遺された貴重な時間を使い、私たちへ逆に問いかけてくれた様な気がします。そんな妹が遺してくれた映像を通して大切な家族の「生と死」についてもう一度考えてみたいと思っています〉（2019年12月28日、「私たちの思い」）

〈妹のように、私たちのように、周りの目を気にしながら、患者さんと家族だけの問題で終わらせるのではなく、患者さんは勿論ですが、その家族が、医療関係者とも向き合いながら心穏やかな日々が過ごせるように、生きることへの希望になれるような社会になることを願う毎日です〉（2020年7月13日、「紺美の遺志を継いで…」）

〈妹は、自分の意思で安楽死をしました。私たちが一番望むことは、妹の死を誤解して欲しくないことです。（中略）妹は、安楽死を選んだこと（自分で決めたこと）に後悔はしてないと思っています。もちろん私たちも後悔はしておりません。あの瞬間は、私たちと妹との大切な別れでした〉（2020年8月1日、「存在や価値の大きさに」）

二人は、ブログを配信することによる効果を実感することがあった。ある難病患者が自殺し、その姉がブログにコメントしてきたのだという。とても辛そうだったので、二人は勇気づけた。また、難病を告げられたある中学生が生きることを諦めようとした時も、その悩みと向かい合った。

人とは不思議なものである。同じ家族の妹には、うまく言葉を伝えることができなかったはずなのに、他人には生きる勇気を与えることができる。

一方で、貞子は、妹の死は、妹であったが故の死に方であったとの思いが強い。全員が同じ逝き方を選べるわけではないとの思いから、返信を躊躇《ためら》うようにもなったという。

「最初はブログを読んで感想を送ってくださった方に、返信を書こうと思っていたんですが、深刻な病気で悩んでいる方に、私たちが何を言えるのだろうか、と悩んでしまいました。励みになるようなことを言ってあげたり、悩みを聞いてあげたりしたほうがいいのかな、とは思っていたんですが、立場が違うし、家族ではない私たちがどう関わればよいのか、悩んでしまって」

躊躇の背景には、京都で起きたALS患者の嘱託殺人事件も重くのしかかっていた。

2019年11月30日、京都市中京区に住んでいたALS患者の林優里（当時51歳）が、ネット上で知り合った〝安楽死推進派〟の医師2人から薬物を投与され、死亡した。わずか数十分の出来事だったという。

医師たちは、この幇助が彼女を苦痛から救う、「安楽死」だと考えていたのだろう。だが、患者の主治医でも担当医でもない2人が、自らの主張を実現させるかのように決行した行為を、安楽死と呼ぶことは断じてできない。

SNS上には、林が何度も安楽死への願望を投稿し、それに対し、医師らが反応する様子が残っている。しかし、直接の面識もなかったことに加え、彼らが林から金銭を受け取った形跡もあるようだった。

2020年7月23日、この出来事は、両医師が逮捕されたことで発覚したが、半年以上、メディアで報じられることはなかった。警察の捜査が水面下で進んでいた同年5月、バルセロナにいた私の携帯が鳴った。それは、京都で働く、ある記者からの電話だった。

「まだ報じられていないのですが、安楽死を望んでいた女性が、医師の幇助によって亡くなったようなのです。そこで、宮下さんに安楽死のお話を事前にお伺いしたいのですが……」

ついに起きてしまったと思った。ネットの空間で、深刻な悩みを訴えているたくさんの男女を見てきたこともあり、安楽死を支持する一定数の医師たちがいることも知っていたからだ。

亡くなった林の歩みも、小島と似通っていた。学歴があり、独身で、己の人生を歩んだ女性だった。2人とも、次第に体の自由が奪われていく難病にかかり、同じ年齢で最期を迎えていた。これも単なる偶然ではないように思えた。

安楽死に希望を見出す人々には、共通のジレンマがあるように思う。彼らは独力で人生を切り開いてきただけに、その人生が閉ざされた瞬間、現代社会の生きづらさに直面する。私の前で安楽死した患者たちも、決断の時期は異なるものの、やはり同じような悩みを抱えていた。

実は林は、事件が発生する1年半以上前、私にSOSを発信していた。林は、2018年4月26日にツイッターを開設したようだ。4日後、私はダイレクトメール（DM）を受け取っていた。その時点でメールは読んだが、その人物が林だったと気づかされたのは、この事件の経緯を記者から知らされた直後だった。

もしかして……。過去のDMを遡り、林からと思われるメッセージを開いてみた。

〈ALS患者です。発症して7年になります。体は動きません。食べることも話すこともできないけど、人工呼吸器は着けていません。視線入力のPCで書いてます。ディグニタスでの安楽死を受けたいと考えていますが、付添い人が必要です。付添い人が自殺幇助罪に問われるか？　という問題にぶち当たっています。どうすればそれを解明できるか、何か助言を頂けますか？　裁判を起こすしかないのでしょうか？〉

これは推測になるが、彼女は、このメールの数カ月前に出版された前著『安楽死を遂げるまで』を読み、その上で相談を考えたのだと思う。同じような海外の難病患者たちがスイスの自殺幇助団体で安楽死している事実を知り、アドバイスがほしかったのだろう。

相談してくる患者たちには申し訳ないが、私はこうした問い合わせに対して一切、返信をしない。林に対してもそうだった。唯一、林の後に送られてきた小島のメールのケースについては、苦渋の決断の末に返信した。それが例外中の例外であることは本書で述べた通りだ。

返信を控える理由は、関心がないからでも、自分勝手な行動を取っているからでもない。ひとつは、一人の人生の航路が私の助言によって、わずかでも変化してしまうことほど恐ろしいことはないと思っているからだ。もちろん、そうした変化が、今回のような「事件」に発展することをどこかで懸念していたことも白状したい。彼女の問い合わせをしてきた林が死を遂げたと聞いて、私は驚きを隠せなかった。そのSOSに反応したのが、逮捕された医師2人だったということなのだろう。それほど林は切羽詰まっていたのだろうし、安楽死のような最期を心から望んでいたに違いない。私は、その願い自体を否定したくはない。

同じ年齢で同じ難病を抱えた女性の死。国が異なるだけで、一人は医師による幇助で安楽死を成し遂げ、一人は嘱託殺人という結末を迎えた。恵子と貞子は、この京都の事件を知り、どう感じたのか。私が知らない苦労を重ねてきた当事者だからこそ、林の苦しみを理解できる部分もあるだろう。

恵子は、医師たちの行動には疑問を抱きつつも、小島と同じ神経疾患に悩んでいた林には、心から同情しているようだった。

「お医者さんの事情を知らないうちは、その女性と妹を重ね合わせることもありました。起こるべくして起きちゃったなと思いました。辛かったですね」

安楽死を希望し続けた難病患者を、ずっと側で介護してきた恵子にしか語ることができない言葉だと思った。貞子も、「一歩間違えたら、ミナちゃんも同じようになっていたのかな、と思いました」と、複雑な気持ちになったという。

万が一、日本でも安楽死が許されるのなら、京都の事件は起きていなかったという声が、ネット上からは聞こえてきた。そこに対する私の考えを、ここで述べるつもりはないが、恵子や貞子など、当事者の見解を伝えておくことは重要だと思っている。

エリカ・プライシックにも、この事件の感想を聞いたことがある。

〈この女性は、難病に苦しんでいたのよ。スイスに行きたいとか、自宅で最期を迎えたいということを、メディアを通してでも伝えるべきだったわ。医師たちにお金を払って犯罪に手を染めさせるよりはよかったはず。これでは、合法的に行う自殺幇助の評価だって悪くなるわ〉

プライシック自身も、2016年に精神疾患患者への自殺幇助を行ったことで、殺人罪で起訴されている。精神疾患患者への自殺幇助は、耐え難い苦痛か否か、回復の見込みの有無などの見極めが難しい。慎重な精神鑑定が求められるが、その不備を検察につかれた。

結果は一審で無罪、2021年に5月7日に下された二審判決でも無罪となった。精神鑑定報告をもとに、患者に十分な判断能力があったことが認められたという。

プライシックは医師が患者の意思を尊重した上で、合法的に自死の幇助ができる社会の実現を望んでいる。京都の事件については、その立場からのコメントであり、自らの事件に対する教訓のような響きでもあった。

小島の最期が、NHKや本書を通して世に知れ渡ったことで、私は、終末期や安楽死議論には何がしかの変化が起こることを期待した。しかし、林の事件によって、その議論は、再び封印された感がある。

「寝た子を起こすな」とでも言うような空気を、「日本独特」と呼びたくなるのは、私の欧米暮らしが長いからだろうか。メディアは、国民の関心の反映だと思っている。良きにせよ、悪しきにせよ、死を議論する人々の声は、今なお聞こえてはこない。

林の事件以降、貞子は、小島が世に伝えたかったメッセージの「行き場がなくなり、議論の場が再びなくなってしまう」という不安を抱くようになったという。

「ミナちゃんのように悩んでいる方たちは、大勢いらっしゃるじゃないですか。でも、放送後にたびたび作られるようになった関連番組や記事は、〝それでも生きる〟という（難病患者の）方たちばかりが取り上げられている気がします。それは勿論とても大事なことは分かるのですが、あまりに偏っている報道ばっかりなので、すごく不思議だなと感じています」

　生を肯定するための報道は、もっともらしくはあるが、当事者の心を無視した「美談」と考える人々もいる。安楽死を認める、認めない、の是非論を煽《あお》るつもりは一切ないが、片側の「答え」だけを提示する報道では、正しい議論ができないのではないだろうか。

　私は、死にたいと思う人の気持ちには、肯定はしないまでも、できるだけ寄り添いたいと考えている。その気持ちは心からの叫びであり、誰もが人生で一度はそう感じることがあるはずだから。成熟した社会とは、一方的に生きることだけを強要する社会ではないと思う。

　今でも、時々、相談のメールを受け取る。すべてに目を通しているが、結局、彼らに与えられる言葉は見つからない。ただ、こうした悲痛な叫びに答えていくためにも、生と死の問題について、今後も多角的な視点から書き続けていくつもりだ。「良き死」とは何なのか。日本人がともに議論し、その答えを見つけることができるまで、一緒に考えていきたいと思っている。小島ミナの死を傍らで見つめた者の責務として。


　２０２１年５月、非常事態宣言解除に沸くバルセロナにて　　　　宮下洋一

解説

青木　理

本作を読んだ多くの方が考えただろうことを、私も考えた。もし小島ミナと同じ境遇に置かれたら、はたしてどのような選択をするだろうか、と。

著者が作中で記しているように、現にそうした状況に直面したわけでもない者の考えなど、しょせんは切迫感に欠けた想像や推測の類にすぎない。ただ、それでも考えてしまう。彼女のように安楽死を望み、それを選択するだろうか、と。

私自身の結論をいえば、彼女と同じ選択をするかもしれない、と思った。少なくとも、彼女の判断と選択を非難する気にはなれないし、異を唱える気にもならなかった。おそらくは多くの読者が私と同じく彼女の心情に共感し、その選択を支持する気持ちを抱いたろう。

だが、これを政治や社会レベルで容認すべきか否かを問われたら、私は強烈なためらいを覚える。著者と同様、安楽死という制度を現在の日本という国で合法化していくことには、懐疑的にならざるをえない。なぜか。

本作によれば、スイスで自殺幇助団体を設立し、小島ミナを安楽死に導いた女性医師エリカ・プライシックは著者にこう明快に語っている。

「人が自分の生死を決定することは、ヒューマンライツ（人権）です」

基本的に異論はない。ただ、ヒューマンライツ＝人権が十全に保障され、個々人がそれを自由かつ適切に行使できるかどうかは、その個々人が置かれている政治体制や社会環境などによって大きく左右される。

安楽死を認めるとするなら、それを選択する際に何らかの恣意や強制性が排除できるか。外部からの直接的な強制性はもちろん、政治、社会制度的な環境や経済的な状況による間接的な強制性までを完全に排除するのは、実のところ極めて難しい。

私は以前、ＡＬＳ（筋萎縮性側索硬化症）を患いながら病院経営に邁進《まいしん》する男を長期取材し、一冊のルポルタージュを執筆したことがあるのだが（『トラオ　徳田虎雄 不随の病院王』２０１１年刊行、現在は小学館文庫）、その過程でＡＬＳ患者とその家族の赤裸々な実情や深い苦悩を知ってつくづく考えさせられた。

全身の筋肉が徐々に萎縮して動かなくなっていく原因不明の難病ＡＬＳは、病状が進行すると最終的に自発呼吸も不能になり、人工呼吸器を装着しなければその時点で死に至る。ただ、脳の機能は最後まで明晰な状態を保ち、人工呼吸器を装着すれば生命を維持することができる。なかには人工呼吸器を使用して何年、何十年も生きる者が現実にいる。

ただ、全身不随の状態になれば長期的かつ献身的な介護が求められ、それを家族が主に担えば肉体的、精神的、そして経済的負担は想像を絶する。だから、人工呼吸器を装着するか否かで患者と家族は煩悶《はんもん》する。結果、人工呼吸器を装着すれば生きられるのに、装着しないまま死亡する患者も数多い。

私が取材した約10年前の時点で、人工呼吸器を装着する患者は3割強にすぎないと日本ALS協会の幹部から教えられた。逆にいえば、実に7割近くの患者が人工呼吸器を装着せずに死を選んでいることになる。

ならば、それを選んだ彼ら、彼女らは、どこまで自発的な意思で死の決断に至ったのか。もちろん、自発的に選んだ者もいるだろう。全身不随となって遂には意思の疎通すら困難となり、24時間態勢の介護を受けて生をつなぐことへの懐疑等、それぞれの死生観に基づいて人工呼吸器の装着という選択を自ら排除した者も確かにいるに違いない。

他方、家族や介護者の負担、あるいは経済的な状況等を考慮し、本意ではないのに死を選ぶしかなかった者も確実にいる。実母がALSを患い、その介護体験を一冊の書籍『逝かない身体　ALS的日常を生きる』（医学書院）にまとめた川口有美子に聞いた話を、私はいまも印象深く記憶している。当時は日本ALS協会の理事でもあった川口は、人工呼吸器を使った母を長年介護した経験も踏まえて私のインタビューにこう語った。

「ほとんどの患者さんは、やっぱり『生きて欲しい』って言って欲しいと思っているんです。患者本人が何て言って欲しいかを見抜くと、大抵の人は『（呼吸器を）つけて生きてください』って言って欲しいのが伝わってくるんです。命を肯定して欲しいっていうのが、ビンビンと伝わってくるんです」（前掲『トラオ』より）

本当は生きてほしいと言われたい、命を肯定してほしいと叫びたいのに、外部的な事情——すなわち家族と介護者の苦労や経済的負担などを慮《おもんぱか》り、やむなく人工呼吸器の装着をあきらめて死を選ばざるをえない者がいる、それがALSという難病をめぐるこの国の医療、福祉、そして人権状況の、まごうことなき現実であった。

しかも、そうした医療、福祉、そして人権状況を支える立場の為政者たちは、難病患者や障碍者はおろか、困窮者やマイノリティーの命と尊厳まで軽んじる暴言、暴論を繰り返して発し、それに煽《あお》られでもしているのか、凄惨《せいさん》を極める事件もメディアを盛んにぎわせてきた。

かつて首都の知事を務めた作家は、重度障碍者の施設を視察して「ああいう人ってのは人格あるのかね」と言い放ち、少し前にはALSを指して「業病《ごうびょう》」、つまりは〈悪業《あくごう》の報いでかかると考えられていた難病〉（『広辞苑』第4版）と評した。その息子である政治家は与党の最高幹部に就いた時期、胃ろうで命をつなぐ高齢者を「人間に寄生しているエィリアン」と評し、「こんなことをやっていたらお金がかかる」と口にした。あるテレビ番組に出演した際にも彼は、膨らむ医療費をどうするかを語る文脈のなかで「尊厳死」を持ち出して批判されたこともある。

暴言や失言ではもはやおなじみの観もある副総理兼財務相は数年前、終末期医療について語りつつ「さっさと死ねるようにしてもらわないと」と口走った。批判を受けて撤回はしたが、こんな例は枚挙にいとまがない。

最近では性的マイノリティーを「生産性がない」と雑誌に書き散らしたのは政権の主のお気に入り議員だったし、有力政党から国政を目指していた元アナウンサーは透析患者を「自業自得」と詰ったうえで、医療費を「全額実費負担にさせよ」「無理だと泣くならそのまま殺せ」とネットに堂々と投稿した。

いずれにも通底するのは、人間の尊厳や命をカネとか生産性といった尺度に落とし込み、「価値あるもの」と「ないもの」によりわける一種の優生思想である。それを平然と公言し、煽る為政者たちの下《もと》、たとえば2016年には神奈川県相模原市の障碍者施設で入所者ら45人が殺傷されるむごたらしい事件も起きた。内外の為政者の言動などにも影響を受けていたらしき実行犯は、逮捕後の取り調べなどで「障碍者は不幸をつくりだすことしかできない」と供述し、いまも「意思疎通できない人間は安楽死させるべきだ」と主張しているらしい。

る。2020年にはALS患者の女性が2人の医師に殺害される事件も京都で起きている。2医師は女性と事前の面識すらなく、130万円の報酬を受けて薬物を投与したとみられ、京都府警は嘱託殺人容疑での立件に踏み切った。その直後、自身もALS患者である参院議員の舩後靖彦はこんなコメントを公表している。「『死ぬ権利』よりも『生きる権利』を守る社会にしていくことが何よりも大切」。

残念ながらこの国の政治と社会は、安楽死を真摯《しんし》に考察するほど成熟していない。むしろ、そこかしこに漂うのはうんざりするような優生思想であり、行き着く果てには「必要のない命」や「無価値な命」を切り捨て、消し去って構わないと考えるディストピア。それはいかにも極論だと思いたいが、現実に相模原事件のような惨劇は起きており、政治や社会にくすぶる醜悪な気配を乗り越えて明確に決別せねば、安楽死の議論など時期尚早であり、危険ですらある。

極論を語ったついでに私見をもうひとつ記しておけば、死刑制度を存置している国や社会に安楽死を語る資格はない、とも私は考えている。国家や社会が人の命を強制的に奪い去る死刑制度は、条件次第では国家の名の下に人を殺すことを正当化するシステムであり、どのような命であってもかけがえのないものとして尊重するヒューマンライツ＝人権の概念と根源的に対立する。そのような制度を温存したままの国家や社会では、個々人がどこまでも自己の意思として生死をコントロールする極限のヒューマンライツ＝人権を保障しえず、その適正さをチェックすることもできない。その点、安楽死を合法化したオランダやベルギーなどを含む欧州主要国はすでに死刑制度を廃止し、ＥＵ（欧州連合）は制度の廃止を加盟条件として明確に掲げている。ここでも彼我《ひが》の差はとてつもなく大きい。

加えて著者は、自身が暮らす欧州と日本の違いなどにも触れ、個と集団のどちらに重きをおく社会かにも注目している。これにも頷かされるところが多いが、そうしたことごとへの言及が本作には存外少ないことに読者は留意する必要がある。おそらくこれは、本作が著者の前作『安楽死を遂げるまで』の続編にあたり、前作で安楽死をめぐる政治的、社会的状況などに言及しているためだろう。

だから本作で著者は、安楽死の道を選び取った日本人女性・小島ミナの軌跡を描くことに集中したとみられるが、安楽死の是非について考えるなら、本作と前作を併せて読むことを強く勧める。そうすることで安楽死をめぐる世界的な状況や著者の考えが浮かびあがり、さらにはその余白部分から生命の尊厳やヒューマンライツ＝人権といった人類普遍の価値をどう捉え、私たちの社会にどう定着させていくべきか、読者はさまざまなことを高く広く考えることが可能になるだろう。

世界の安楽死を巡る動き

海外

1970年代

- '71 **オランダ：** フリースラント州のヘルトルイダ・ポストマ女医が、脳溢血で半身不随の母親の要請を受け、モルヒネで安楽死させる。73年、地裁判決で、執行猶予付き禁錮1週間。患者の苦痛をとるための鎮痛剤投与が条件付きで認められた（ポストマ事件）。
- '73 **オランダ：** ポストマ事件の余波を受け、オランダ安楽死協会（NVVE）が設立される。
- '75 **アメリカ：** ニュージャージー州のカレン・クインランが、パーティ後、昏睡状態に。父親は人工呼吸器の取り外しを要望。翌76年、同州最高裁判所は、カレンの「死ぬ権利」を条件付きで認めた（カレン事件）。

1980年代

- '82 **オランダ：** 北ホラント州の開業医が95歳患者に対し安楽死を決行。嘱託殺人罪で起訴されるも、翌83年、第一審のアルクマール地裁は、医師に無罪判決。84年の最高裁も一審判決を支持（アルクマール事件）。
- '82 **スイス：** 世界初の自殺幇助団体「エグジット」が誕生（その後、現在に至るまで、「ディグニタス」「エックス・インターナショナル」「ライフサークル」の3団体が設立された）。

1990年代

- '94 **アメリカ：** オレゴン州で、自殺幇助を認める法律が成立。その後、他州も続く。
- '95 **オーストラリア：** 北部準州で「終末期患者権利法」が成立。安楽死が認められるも97年に連邦議会が廃止。

日本国内

1970年代

- '76 安楽死協会設立（83年、日本尊厳死協会と改称）。東京で安楽死国際会議が開かれる。
- '78 「安楽死法制化を阻止する会」発足（発起人：野間宏氏、水上勉氏ら）。

1990年代

- '91 東海大学医学部付属病院で、医師が末期患者に塩化カリウムを注射。国内初の安楽死事件に発展（95年に、横浜地裁が殺人罪で有罪判決。懲役2年執行猶予2年）。
- '96 国保京北病院（京都）で、医師が末期患者に筋弛緩剤投与。捜査を受けるも、不起訴に。

2000年代

- '98　川崎協同病院（神奈川）で、医師が末期患者に筋弛緩剤投与。02年に事件化し、その後、刑事告訴。09年の最高裁まで争うも有罪判決、懲役1年6月、執行猶予3年の刑が確定。
- '01　**オランダ：** 安楽死法が成立（19年には6361人に適用された）。
- '02　**ベルギー：** 安楽死法が成立（19年には2655人に適用された）。
- '04　**スイス：** 医科学アカデミーがガイドラインで末期患者への自殺幇助を認める。
- '07　厚労省が「終末期医療ガイドライン」を作成。尊厳死については容認の方針。
- '08　**ルクセンブルク：** 安楽死法が成立（09年3月の施行から10年間で71人に適用された）。

2010年代

- '11　超党派の国会議員連盟によって尊厳死を規定する法案が公表されるも、提出に到らず。
- '14　**ベルギー：** 未成年に対する安楽死が容認される。
- '14　**アメリカ：** オレゴン州で、ブリタニー・メイナードが自殺幇助で亡くなる。決行前、自らの思いをYou Tubeに投稿したことが大きな反響を呼ぶ（15年、カリフォルニア州で自殺幇助を認める法律が成立するなど他州での合法化を促した。現在9州と1都市で法制化されている）。
- '16　**カナダ：** 安楽死法が成立（19年末までに1万3946人に適用された）。
- '17　橋田壽賀子著『安楽死で死なせて下さい』が話題を呼ぶ。
- '19　**オーストラリア：** 19年6月、ビクトリア州で自殺幇助を認める法律が施行。
- '19　19年11月、京都で医師2人が「安楽死」を望むALS患者に致死薬を投与して殺害。20年5月に逮捕され、嘱託殺人事罪で起訴される。

2020年代

- '20　**ドイツ：** 20年2月、連邦憲法裁判所が自殺幇助を認める。
- '20　**ニュージーランド：** 20年10月に安楽死法が可決、21年11月から実施へ。
- '21　**スペイン：** 21年3月、安楽死法案が上下両院で可決され、6月から施行へ。

――本書のプロフィール――

本書は、二〇一九年六月に弊社より単行本として刊行された同名作品を改稿し、文庫化したものです。

小学館文庫

安楽死《あんらくし》を遂《と》げた日本人《にほんじん》

著者　宮下洋一《みやしたよういち》

二〇二一年七月十一日　初版第一刷発行

発行人　飯田昌宏
発行所　株式会社 小学館
〒一〇一-八〇〇一
東京都千代田区一ツ橋二-三-一
電話　編集〇三-三二三〇-五九五九
販売〇三-五二八一-三五五五
印刷所――――凸版印刷株式会社

この文庫の詳しい内容はインターネットで24時間ご覧になれます。
小学館公式ホームページ　https://www.shogakukan.co.jp

ISBN978-4-09-407040-8